Remedios con aromas

Si deseas estar informado de nuestras novedades,
te animamos a que te apuntes a nuestros boletines
a través de nuestro mail o web:

www.amateditorial.com
info@amateditorial.com

Recuerda que también puedes encontrarnos
en las redes sociales.

🐦 @amateditorial
f facebook.com/amateditorial

Florence Sheen

Remedios con aromas

Aromaterapia práctica

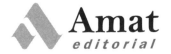

Diseño cubierta: María Benavides
Maquetación: Eximpre, S.L.
ISBN: 978-84-9735-942-9
Depósito legal: B-3.463-2017
Primera edición: marzo, 2017

Imprime: Liberdúplex

Impreso en España – *Printed in Spain*

Las plantas son nuestro alimento y medicina. Nunca en la historia de la humanidad ha habido tantos recursos, tanto conocimiento y tantos enfermos. Nunca ha habido tantas restricciones legales en el uso de algo que pertenece a toda la humanidad: el derecho a emplear las plantas de la naturaleza para la salud.

ENRIQUE SANZ BASCUÑANA, aromatólogo

Índice

....

Introducción

La aromaterapia es un arte y una ciencia que utiliza esencias puras de aceites extraídos de varias partes de las plantas y de los árboles. Estas sustancias líquidas, naturales y aromáticas, a menudo consideradas como la «fuerza vital» o el «alma» de las plantas, están dotadas de una amplia gama de propiedades terapéuticas y se pueden utilizar de muchas maneras. Este libro te muestra cómo usar los aceites básicos de una manera sencilla y efectiva con los amigos y la familia, sin efectos secundarios negativos, a diferencia de muchos medicamentos o preparados químicos.

Es una terapia global que puede ayudar a conseguir un saludable equilibrio físico, mental y espiritual. Forma parte de un régimen de curación que intenta buscar las raíces de la causa de la enfermedad más que los síntomas, así como despertar la habilidad interna que tiene el cuerpo para curarse a sí mismo, consiguiendo un estado de equilibrio.

Ofrece un tratamiento «total» y natural de varias dolencias, siempre pensando en curar a la persona, más que en la enfermedad. Las esencias ayudan a equilibrar nuestros estados mentales negativos, como las preocupaciones y los temores, que afectan negativamente a nuestro sistema inmunológico y, en última instancia, provocan serias enfermedades.

Desde que me introduje en el mundo de los aceites esenciales, mi vida se ha transformado por completo. Espero sinceramente que la aromaterapia forme parte de tu vida diaria a partir de esta lectura y que este manual sea siempre tu fiel aliado para ayudarte a conseguir el preciado equilibrio entre mente, cuerpo y espíritu.

1 Cómo elaborar tus propios aceites

Existen diversos métodos para obtener las sustancias aromáticas de la planta, pero, para ser realmente preciso, los aceites esenciales son aquellos que se obtienen sólo a través de la destilación, la expresión y la maceración.

Destilación

La destilación es el método de extracción de aceites esenciales más utilizado y más económico.

En la destilación, la planta se calienta, ya sea poniéndola en agua en ebullición o a través de vapor. Tanto el calor como el vapor hacen que la estructura celular de la planta se queme y se descomponga, liberando los aceites esenciales. Las moléculas de los aceites esenciales y el vapor se llevan a través de una tubería a un depósito de refrigeración, de donde saldrán en forma líquida hacia una cuba. El líquido emergente es una mezcla de aceite y agua, y ya que los aceites esenciales no son solubles en agua se pueden separar con facilidad de ésta y sacarlos a través de un sistema de sifón. Los aceites esenciales, que son más ligeros que el agua, flotarán en la superficie, mientras que los más pesados, como el del clavo, se hundirán.

El agua que circula en la planta de destilación acaba impregnada con el aroma y se recicla, pudiendo usarse como agua perfumada, como la de lavanda o la de rosa.

Durante el proceso de destilación sólo las pequeñas moléculas extremadamente volátiles se evaporan. Los aceites esenciales, que contienen una alta proporción de las más pequeñas de estas moléculas (las más volátiles), se denominan «notas altas». Aquellos que están compuestos, básicamente, de las moléculas más pesadas (las menos volátiles) son conocidos como «notas de base». Los aceites esenciales, que están en medio, se llaman «notas medias».

Aceites de notas altas: son los más volátiles y el aroma desaparece a las 24 horas. Por ejemplo, la albahaca, el pomelo, el limón, la lima y el eucalipto. Tienden a ser estimulantes y revitalizadores.

Aceites de notas medias: tienen un aroma que puede durar entre dos y tres días. Por ejemplo, la manzanilla, el geranio y la lavanda. Generalmente, generan un efecto de equilibrio y afectan, sobre todo, al metabolismo general y a los sistemas corporales, como el proceso digestivo y la menstruación.

Aceites de notas de base: son los menos volátiles y el aroma dura, como mínimo, una semana. Por ejemplo, el incienso, la mirra, el neroli, el pachulí y el vetiver. Poseen una cualidad relajante y sedante.

Expresión

Este método sólo debe emplearse con los cítricos, como la bergamota, el pomelo, el limón, la lima, la mandarina y la naranja. La esencia resultante se encuentra en pequeñas cavidades ubicadas bajo la superficie de la corteza. Este proceso se hacía originalmente con la presión de las manos. La esencia del cítrico se exprimía de la corteza y se recogía con una esponja que, una vez saturada, se exprimía a su vez en un cubo.

Debido a los elevados costes para obtener la mayoría de los aceites de cítricos, ahora se exprimen usando prensas mecánicas. Una buena parte del aceite esencial de la naranja se produce en Estados Unidos, en fábricas de zumos de frutas. Sin embargo, éste no es el mejor aceite, ya que los cultivos están tratados con pesticidas y fertilizantes químicos que contaminan la esencia. Los aceites de cítricos que se usan en la aromaterapia terapéutica son mejores si se obtienen a partir de fruta orgánica o que ha crecido de manera natural.

Maceración

Para este proceso se colocan las plantas en una tina con aceite vegetal calentado, lo que hace que se descompongan las células de la planta, provocando la absorción de los aceites esenciales. Luego se agita la tina durante varios días. El aceite resultante se filtra y se embotella, y ya está listo para su uso en los masajes. Ejemplos de aceites macerados son la caléndula, la zanahoria y el hipérico.

¿Por qué no intentas hacer tus propios aceites macerados en casa? Llena hasta la mitad un tarro de cristal con el material de la planta que hayas elegido (por ejemplo, bálsamo de limón). Añade aceite vegetal de buena calidad caliente hasta llenar la jarra. Es una idea excelente añadir un 10% de aceite de germen de trigo para conservar la mezcla. Tapa la jarra y guárdala en un lugar cálido durante más o menos una semana. Acuérdate de agitar la jarra diariamente. Finalmente, filtra el material de la planta, ponlo en una botella y etiquétala.

2 Comprar, almacenar y usar tus aceites

Calidad y adulteración

Los aceites esenciales usados en aromaterapia deben ser tan puros, naturales y «completos» como sea posible, si se quieren conseguir los efectos terapéuticos deseados. Los materiales sintéticos que simulan los aromas y el aspecto de un aceite esencial no pueden tener las mismas propiedades terapéuticas que éste y *no* deberían usarse en terapias. Los elementos químicos sintéticos también comportan el riesgo de efectos secundarios perjudiciales y desagradables. Es imposible crear un aceite esencial en su totalidad en el laboratorio. Los constituyentes vitales y los vestigios del resto de los elementos brillarán por su ausencia inevitablemente.

Dado que la mayoría de los proveedores de aromaterapia compran los aceites esenciales a importadores, que a su vez proporcionan el material a las industrias alimentarias y de perfumes, es importante buscar un proveedor que trate, básicamente, con aceites esenciales destinados sólo al uso terapéutico. A lo largo de los años he llegado a la conclusión de que el hecho de conseguir aceites esenciales es una cuestión de confianza.

Cuidados y almacenamiento

Los aceites esenciales deben guardarse siempre en botellas de color ámbar (si guardas tus aceites esenciales en botellas de color azul es también correcto, pero deberías almacenarlas en un lugar oscuro). Nunca decantes los aceites en botellas de plástico o de vidrio transparente. Tampoco deben estar expuestas a la luz del sol, ni cerca de un radiador. Son altamente volátiles, lo que significa que se evaporan muy pronto. Vuelve siempre a poner rápidamente el tapón y asegúrate de que las botellas estén bien cerradas cuando no uses los aceites.

Los aceites esenciales puros tienen una duración de unos tres años, aproximadamente, a partir de la fecha de embotellamiento. Los aceites de cítricos tienden a durar menos tiempo, debido a su alta proporción de terpenes, al igual que los absolutos y las resinas, que se densifican aún más con el tiempo y el olor del disolvente se vuelve más patente.

Los aceites esenciales deberían estar siempre fuera del alcance de los niños. Si se ingieren, algunos pueden ser altamente peligrosos.

Nunca dejes las botellas con aceites esenciales puros sobre superficies enceradas o pintadas que puedan estropearse por los constituyentes químicos.

Guárdalos siempre lejos de las llamas.

Almacénalos lejos de tus medicamentos homeopáticos, que podrían verse afectados por los poderosos aromas.

Preguntas que deberías plantearte antes de comprar aceites esenciales

- ¿Cómo se encuentran embotellados los aceites?
- ¿En qué fecha fueron embotellados?
- Los aceites ¿están expuestos a la luz del sol?
- ¿Tienen todos el mismo precio? En caso afirmativo, no

estás comprando aceites esenciales puros. Por ejemplo, el aceite esencial puro de rosa siempre será mucho más caro que el de lavanda o el de romero.

- ¿Se han adulterado los aceites esenciales con materiales sintéticos o agentes que le den más volumen?
- ¿El fabricante de aromaterapia trata básicamente con las industrias alimentarias y de perfumes? Busca siempre un especialista en aromaterapia.
- ¿Te han recomendado al proveedor?

Uso de los aceites esenciales

Existen numerosas maneras de usar los aceites esenciales. A continuación destaco algunas de las técnicas más sencillas y efectivas, pero te animo a ser creativo y a que llenes tu hogar de aceites esenciales.

Uso externo

Baños

Los aceites esenciales son fáciles de usar en el baño. Simplemente has de llenar la bañera de agua y añadir unas seis gotas del aceite no diluido que hayas escogido, y agitar. No añadas el aceite esencial hasta que tengas la bañera totalmente llena, si no, el aceite se evaporaría con el calor del agua y las propiedades terapéuticas se perderían antes de meterte en ella. Dispersa siempre el aceite, ya que, por ejemplo, si te sientas justo encima de un aceite de mandarina, ¡te levantarás de inmediato! Cierra la puerta del baño para que no se vayan los valiosos aromas y quédate en la bañera, como mínimo, 15 minutos para permitir que el aceite penetre profundamente en tus tejidos corporales.

Si lo deseas, puedes mezclar las seis gotas de aceite esencial con una cucharadita de aceite base. Esto es particularmente beneficioso para las personas con la piel seca, aunque el aceite base puede dejar un rastro grasiento en la bañera. Sin embargo, se pueden conseguir aceites especiales para el baño, no aromáticos, que contienen agentes naturales dispersantes, que dejan la piel suave, pero no grasienta. Elige un aceite vegetal como el de almendra dulce, germen de trigo, aguacate o jojoba. Puedes mezclar suficiente aceite para varios baños. Tu piel quedará suave, flexible y bien nutrida.

Los absolutos y los resinoides como el **jazmín** y el **benjuí** deberían mezclarse con una cucharadita de aceite base, ¡ya que tienden a quedarse en el fondo de la bañera y es difícil de limpiar! Recomiendo encarecidamente a aquellos que tengáis una piel delicada que mezcléis siempre el aceite esencial con el aceite base. A la hora de usar aceites esenciales en el baño con bebés y niños pequeños los aceites deben ser diluidos, ya que, de lo contrario, pueden dañar los ojos, y los bebés tienden a frotárselos. Pon una cucharada en el baño del bebé y dos en el del niño. Os puedo asegurar la efectividad de este método.

Se puede añadir cualquier aceite esencial al baño. Pero hay que prestar atención especial a los aceites cítricos y a las esencias fuertes, como la **pimienta negra** y la **menta** si tienes una piel particularmente sensible. En vez de seis gotas, añade sólo tres.

Baños de pies y manos

Los baños de pies y manos son muy beneficiosos cuando no es posible disfrutar de un baño completo de aromaterapia, como por ejemplo las personas ancianas o discapacitadas. Los baños de pies, en particular, son increíblemente relajantes después de una dura y larga jornada, y excelentes para los atletas, ya que alivian el dolor de pies y las hinchazones. Los baños de manos ayudan a aliviar el dolor, la rigidez y las hinchazones causadas por la artritis.

Añade seis gotas de aceite esencial en un barreño con agua caliente justo antes de meter los pies o las manos y deja que se empapen durante 10 o 15 minutos.

Baños de asiento y bidés

Un baño de asiento resulta muy valioso en casos de cistitis, hemorroides, flujo vaginal, puntos después del parto, etcétera. Esparce entre cuatro y seis gotas de aceite esencial puro en un barreño lleno de agua caliente y siéntate en él durante 10 minutos. Si tienes la suerte de tener un bidé utiliza igualmente el mismo número de gotas. Asegúrate de que el aceite esencial y el agua están debidamente mezclados.

Ducha con jarra

Este método es excelente para combatir el flujo vaginal y las infecciones, así como los problemas anales. Hierve una tetera y deja enfriar el agua en una jarra de litro, asegurándote de que no haya incrustaciones de cal. Añade seis gotas de aceite esencial. Levanta tanto la tapa del inodoro como la tapa del asiento. Colócate por encima del inodoro y vierte la solución sobre la zona genital y anal y luego sécalas suavemente.

Duchas

Una ducha nunca será tan relajante como un baño a la hora de usar los aceites esenciales. Sin embargo, puede ser una manera estimulante de empezar el día.

Aplica seis gotas de aceite esencial sobre una esponja o una toallita y date friegas en el cuerpo al final de tu ducha. Como alternativa, puedes añadir las seis gotas de aceite esencial a dos cucharaditas de aceite base y aplicarlo a tu cuerpo antes de entrar en la ducha. Asegúrate de que inhalas los vapores calientes.

Compresas

Las compresas se pueden utilizar para una gran variedad de dolencias, como dolores musculares, contusiones, dolores reumáticos y artríticos, dolores de cabeza y esguinces.

Se pueden aplicar tanto calientes como frías. En el caso de los esguinces es muy recomendable alternar compresas calientes y frías. Como norma general, cuando haya fiebre, dolor agudo o hinchazones calientes utiliza una compresa fría. Para tratar dolores crónicos, sírvete de compresas calientes.

Para hacer una compresa, mezcla aproximadamente seis gotas de aceite esencial en un pequeño barreño de agua. Empapa algún material absorbente en la solución, como una toallita, asegurándote de que la tela absorbe tanto aceite esencial como sea posible. Exprime la compresa para que no gotee por todas partes y aplícala sobre el área afectada. Cubre la zona con una venda durante un par de horas o incluso una noche entera. Si tienes fiebre, pon otra compresa cuando lo creas necesario.

Gárgaras y limpieza de boca

Las gárgaras son particularmente beneficiosas para los dolores de garganta, problemas respiratorios y pérdida de voz. Después de acudir al dentista, las gárgaras pueden ayudar a aliviar los dolores y la inflamación, reducen el flujo sanguíneo y aceleran el proceso de curación. Haz gárgaras dos veces al día, aunque si el problema es agudo, puedes hacer gárgaras cada dos horas.

Añade dos gotas de aceite esencial a medio vaso de agua. Remueve bien, haz gárgaras y escupe el agua. *No te la tragues*. Remueve otra vez y repite. Aceites antisépticos como el árbol de té, la salvia, el limón o el tomillo son excelentes para tratar los dolores de garganta. La camomila, el geranio y el sándalo sirven para aliviar las inflamaciones. La mirra y el árbol de té, combinados, son muy efectivos a la hora de tratar las úlceras bucales.

Inhalaciones

La inhalación de aceites esenciales sirve para el cuerpo, la mente y el espíritu.

A nivel físico, actúan bien en las membranas mucosas de la nariz, los pulmones y el sistema respiratorio en general.

Y dolencias como el asma, la bronquitis, el catarro, la tos, el resfriado, la sinusitis y el dolor de garganta pueden beneficiarse enormemente de las inhalaciones.

La inhalación de aceites esenciales tiene un profundo efecto en el sistema nervioso, ayudando a aliviar el insomnio, la ansiedad y el estrés, además de aliviar la depresión y la negatividad.

A nivel espiritual, algunos aceites esenciales como el incienso, la madera de cedro y la flor de tilo elevan la conciencia y suponen una ayuda excelente para la meditación.

Inhalación de vapor

Añade entre dos y cuatro gotas de aceite esencial a un barreño con agua caliente. Cubre tu cabeza con una toalla e inclínate sobre el barreño inspirando profundamente entre 1 y 5 minutos. Mantén los ojos cerrados para evitar que se irriten. Si quien va a usar este método es asmático, entonces con sólo una gota es suficiente. Vigila con el agua caliente si hay niños pequeños cerca.

Pañuelo/tejido

Impregna un pañuelo, una toalla de papel o un tejido con unas pocas gotas de aceite esencial y respira fuerte unos momentos. Este método es particularmente efectivo para aliviar la congestión nasal y parar los ataques de pánico. Guarda el pañuelo en el bolsillo para así poder inhalar el aroma a lo largo del día.

Manos

En una situación de crisis, pon una gota de lavanda en la palma de la mano, frota las manos entre sí, ponlas sobre la nariz y luego respira profundamente. Evita el contacto con los ojos y asegúrate de que estén cerrados.

No es una buena idea abrir una botella de aceite esencial e inhalar directamente de ella. Si abrimos a menudo la botella de aceite esencial se evaporará con más rapidez y se perderán las propiedades terapéuticas.

Ambientador

Un ambientador es una manera excelente de purificar la atmósfera. Añade 250 ml de agua a un nebulizador y entre quince y veinte gotas de aceite esencial. Agita bien la botella y rocía la habitación con el nebulizador. Lo puedes utilizar incluso con alfombras y cortinas. Pero *no* con superficies enceradas.

Los nebulizadores también se pueden usar para aliviar la irritación y enfermedades como la varicela y el herpes, quemaduras y diversas enfermedades cutáneas.

Vaporizadores y difusores

Los vaporizadores eléctricos a veces se usan en clínicas y hospitales, ya que se consideran seguros. Los difusores eléctricos son cada vez más populares. Sin embargo, tanto vaporizadores como difusores pueden ser bastante caros.

Por lo tanto, para uso doméstico, recomiendo un vaporizador de arcilla calentado con la llama de una vela. Ya existen en las tiendas. Pon unas cuantas cucharadas de agua en el cuenco y añade entre dos y seis gotas de aceite esencial. Enciende la llama y el aceite se difundirá en el ambiente.

Almohada y método del pijama

Pon unas cuantas gotas de aceite esencial en la almohada o sobre tu pijama para curar el insomnio y facilitar una respiración más profunda. Si lo prefieres, puedes poner las gotas en un trozo de algodón y colocarlo dentro de la funda de la almohada.

Radiador de fragancias

Pon entre dos y seis gotas de aceite esencial en un envase de cerámica de los que encajan en un radiador mediante un imán.

Por otra parte, humedece un trozo de algodón ligeramente con agua, echa las gotas de aceite esencial y colócalo sobre el radiador, o incluso en la tubería para evitar ensuciar la superficie pintada. El calor del radiador evaporará el aceite esencial por toda la habitación.

Chimenea

Tira una gota de aceite esencial sobre cada tronco antes de encender el fuego. Al encenderse los troncos, el aroma se esparcirá por toda la habitación. El ciprés, el sándalo y la madera de cedro son particularmente efectivos.

Velas

Añade entre una y dos gotas de aceite esencial a la cera caliente de una vela, vigilando que no toque la mecha, ya que los aceites esenciales son inflamables.

Masaje

El masaje, con o sin aceites, es una poderosa terapia, pero la combinación de aceites esenciales puros y masaje es aún más potente. Los constituyentes del aceite esencial traspasan la piel y son absorbidos por la sangre, que los transporta por todas las células del cuerpo.

Los aceites esenciales normalmente no se aplican sin diluir sobre la piel, excepto en casos de emergencia como quemaduras, cortes o picaduras. Se deben mezclar con un aceite base adecuado en una disolución apropiada. Encontrarás descripciones detalladas de los aceites base en el capítulo 4. A la hora de mezclar un aceite esencial con un aceite base, el contenido de aceite esencial normalmente es del 1 y el 3%. Para un masaje, normalmente, se necesita entre 10 y 20 ml de aceite. Si una cucharada de café tiene más o menos 5 ml de capacidad, un tratamiento requerirá sólo de dos a cuatro cucharadas de aceite base. Las siguientes directrices te serán de ayuda (para bebés, por favor, consulta el capítulo 11 para las disoluciones adecuadas):

3 gotas de aceite esencial para 10 ml de aceite base.
4-5 gotas de aceite esencial para 15 ml de aceite base.
6 gotas de aceite esencial para 20 ml de aceite base.
15 gotas de aceite esencial para 50 ml de aceite base.
30 gotas de aceite esencial para 100 ml de aceite base.

Recuerda que si estás mezclando una gran cantidad (por ejemplo, 100 ml) para uso diario, debes asegurarte de que añades una cucharada de germen de trigo para prolongar la vida de tu mezcla. Los aceites que hayas mezclado deberías guardarlos en botellas de color ámbar, igual que los aceites esenciales puros. Si quieres mezclar tus aceites esenciales en una loción a base de vegetales, más que de aceites, la disolución será la misma. Etiqueta siempre tus botellas con la fecha y los aceites que has seleccionado.

A la hora de mezclar aceites esenciales y aceites base es importante tener en cuenta que una concentración elevada de aceite esencial *no* implica que la fórmula será más efectiva. Si te excedes en la cantidad de aceite esencial te provocará desagradables efectos secundarios y reacciones. No recomendaría poner más de cinco aceites esenciales juntos en una sola mezcla, normalmente dos o tres serán más que suficientes para crear los efectos terapéuticos deseados.

Es importante considerar tanto los problemas físicos como emocionales del destinatario del tratamiento. Puesto que muchas enfermedades físicas tienen una causa emocional, recomiendo vivamente la selección de, por lo menos, un aceite por cada desequilibrio emocional. Recuerda que estás tratando a una persona en su totalidad, no sólo los síntomas.

Permite siempre que el destinatario huela la fórmula aromática antes de que empieces el tratamiento. Frota una pequeña cantidad en el dorso de su mano. Si el aroma le resulta placentero tendrá un mayor efecto beneficioso.

Ungüentos y cremas

A veces quizá prefieras aplicar una crema sobre una parte concreta del cuerpo en vez de un aceite. Es posible crear algunas cremas hidratantes maravillosas para la cara, y también puedes mezclar tus propias cremas para manos y pies para tratar la piel agrietada, las rojeces, la irritación, las infecciones, los sabañones, etc. Algunos fabricantes de aromaterapia producen una crema sin aceites esenciales a la que puedes añadir el que tú quieras. Asegúrate de que no tenga minerales, de que sea orgánica y libre de lanolina para obtener los mejores resultados posibles.

Si lo deseas, también puedes preparar tu propia crema. Necesitarás:

Cera de abejas amarilla.

Aceite de almendras dulces (o de aguacate, jojoba o cualquier aceite vegetal).

Agua destilada (o agua de lavanda, de naranja o de rosa).

Usa una parte de cera de abejas para cuatro partes de aceite. Una receta podría ser la siguiente:

20 g de cera de abejas amarilla,

80 ml de aceite de almendras dulces,

40 ml de agua destilada.

Mezcla la cera de abeja y el aceite de almendras en una cazuela con agua sobre el fuego. Calienta el agua destilada en otro cazo a la temperatura corporal (37 °C). Quítalo del fuego. Añade el agua destilada caliente *gradualmente* a la mezcla de aceite, removiendo todo el tiempo.

Una vez se haya enfriado la crema, añade treinta gotas de aceite esencial puro. Pon la crema en una jarra de vidrio de color ámbar y guárdala en un lugar fresco.

3 Los aceites

Aceites base

Los aceites esenciales están muy concentrados en estado puro y no deben usarse directamente sin diluir sobre la piel. Por lo tanto, se necesita un medio natural para el tratamiento de aromaterapia con masajes. Este medio es una semilla o hueso de aceite vegetal, que se conoce como aceite base o fijo.

El aceite base escogido debe ser prensado en frío. Los aceites producidos mediante el proceso de «extracción en caliente», aunque mucho más baratos, no son adecuados para usarlos en aromaterapia, ya que son de inferior calidad. El aceite base debe estar sin refinar y sin ningún tratamiento químico. Los aceites vegetales poseen propiedades terapéuticas exclusivas y contienen muchas vitaminas y minerales, pero cuanto más procesados están, menos cantidad de vitaminas contienen. Para la práctica de la aromaterapia utiliza siempre aceites base sin refinar (preferiblemente de tipo virgen, que es el primer aceite que se obtiene), prensados en frío y sin aditivos. ¡No es probable que encuentres estos aceites en las estanterías de tu supermercado! Ya que el aceite base es la parte más consistente de cualquier mezcla para masajes, elígelo siempre con especial esmero.

El aceite mineral (purificado, aceite ligero de petróleo), como el aceite comercializado para bebés, *nunca* debería usarse en aromaterapia como un aceite base. Los aceites minerales tienden a obstruir los poros, mientras que las moléculas de algunos aceites vegetales son absorbidas por la piel. Los aceites minerales tampoco tienen los constituyentes nutricionales (vitaminas, minerales y ácidos grasos) de los aceites vegetales, que nutren y benefician a la piel. El aceite mineral se usa en la industria cosmética porque no se pone rancio. Sin embargo, permanece en la piel como si de una «marea negra» se tratase y le impide respirar.

La vida del aceite base depende de sus ácidos grasos y del contenido de vitamina E. Los aceites vegetales que tienen una alta proporción de ácidos grasos saturados durarán más que los que tienen demasiados ácidos grasos insaturados. La presencia de vitamina E en el aceite base también alarga la vida de éste.

Aceite de almendras (dulces)

El aceite de almendras dulces es, probablemente, el aceite base más usado en aromaterapia. Es un aceite de color amarillo, muy apreciado por la industria cosmética y que se encuentra fácilmente.

Propiedades e indicaciones

Es útil para todo tipo de pieles, aunque está particularmente indicado para pieles secas, sensibles, inflamadas o prematuramente envejecidas. También es muy beneficioso para aliviar el picor de dolencias como el eccema.

El aceite de almendras dulces se absorbe fácilmente por la piel y no es muy pesado, ni denso, ni pegajoso. Tampoco desprende un olor fuerte. Es muy recomendable y se puede usar como aceite base al 100%.

N. B. El aceite de almendras amargas, que es altamente tóxico, no se debe usar *nunca* en aromaterapia.

Aceite de hueso de albaricoque

Contenidos

Este aceite se extrae mediante presión en frío del hueso del albaricoque. Es más caro que el aceite de almendras dulces, ya que se produce en menores cantidades.

Propiedades e indicaciones

Es adecuado para todo tipo de pieles, especialmente las secas, sensibles, hinchadas o prematuramente envejecidas.

Aunque se puede usar como aceite base al 100%, normalmente se añade a una mezcla debido a sus propiedades enriquecedoras y nutrientes. Es una elección excelente para una crema facial.

Aceite de aguacate

Este maravilloso aceite base rico en lecitina, vitaminas A, B y D, de color verde oscuro, se obtiene del prensado en frío de la pulpa seca del aguacate. Si ha sido refinado, tiene un color amarillo pálido. El auténtico aceite de aguacate es bastante difícil de obtener.

Propiedades e indicaciones

El aceite de aguacate es un aceite base muy penetrante y muy apropiado para pieles secas, deshidratadas y maduras. Es muy beneficioso para los eccemas y para curar las heridas.

Como se trata de un aceite denso y viscoso, normalmente se añade en una mezcla en una proporción diluida del 10% o menos. Sin embargo, se puede usar en una concentración más alta como aceite facial o para aplicar sobre pieles secas o dañadas.

Puedes estrujar un aguacate y aplicártelo sobre la piel para contrarrestar los efectos de un día de sol sobre la piel.

Aceite de caléndula – *Calendula officinalis*

El aceite de caléndula es un aceite «macerado».

Propiedades e indicaciones

Es famoso por sus propiedades antiinflamatorias, curativas y relajantes, y es muy beneficioso para las dolencias cutáneas. Es de gran ayuda para manos y pies agrietados, así como sabañones. La caléndula también sirve para las varices, problemas circulatorios, úlceras en las piernas y llagas. También ayuda a reducir las venas hinchadas de la cara si se usa durante un largo período de tiempo. Las madres que amamantan a sus bebés pueden aliviar sus pezones agrietados aplicándoles aceite de caléndula. También tiene efectos favorables sobre el eccema seco, y ayuda a prevenir o reducir las cicatrices. La caléndula se puede aplicar también con suavidad a las contusiones.

El aceite de caléndula normalmente se añade a una mezcla en hasta un 10%, aunque se puede usar solo. Es uno de los aceites base más caros.

Aceite de coco

El aceite de coco se ha de calentar y refinar para conseguir un aceite con el que poder trabajar. Aunque ayuda a conseguir un bronceado intenso, de hecho no es adecuado en aromaterapia como un aceite «entero». Es, por supuesto, de mucha ayuda en cosméticos, sopas y preparados capilares.

Aceite de onagra

El aceite de onagra se consigue prensando en frío las semillas.

Propiedades e indicaciones

Está considerado un «milagro de nuestros días» y es cada vez más popular tomarlo por vía oral en forma de cápsulas para aliviar distintos tipos de molestias, como el síndrome premenstrual, la menopausia y otros problemas menstruales, así como la hipertensión arterial y problemas cardíacos, artritis, eccema, psoriasis, alergias (particularmente las cutáneas y los problemas respiratorios, como el asma y la fiebre del heno), fibrosis quística, diabetes, esclerosis múltiple y la enfermedad de Raynaud. El aceite de onagra incluso se toma para aliviar desórdenes psicológicos, como la esquizofrenia y la hiperactividad infantil.

En uso externo, es excelente para pieles secas, sensibles y alérgicas, ya que ayuda a nutrirlas y calmar las rojeces y la irritación (por ejemplo, eccema, psoriasis o dermatitis). El aceite de onagra combate el envejecimiento prematuro de la piel y ayuda a mejorar cualquier dolencia de este tipo agravada por el desequilibrio hormonal, como el acné en la pubertad y antes de la menstruación, y también las alteraciones cutáneas que tienen lugar en la menopausia. Además, es útil para las varices, y también un maravilloso aceite para el pelo (aunque caro), si se aplica y se deja durante unas horas, antes de ponerse champú. Aunque el aceite de onagra puede aplicarse al 100% en pequeñas zonas, normalmente se usa diluido al 10%.

Aceite de germen de trigo

El aceite de germen de trigo es de color marrón anaranjado y normalmente se añade en una mezcla, ya que se considera como un antioxidante y, por lo tanto, evita que los aceites se vuelvan rancios, gracias a su alto contenido en vitamina E; es un conservante ideal.

Contenidos

El aceite de germen de trigo se obtiene por prensado en frío. Contiene vitamina E, proteínas, vitaminas B_1, B_2, B_3 y B_6, cinc, hierro, potasio, sulfuro, fósforo y ácido linoleico.

Propiedades e indicaciones

El aceite de germen de trigo, al contener vitamina E, proteínas, vitaminas B_1, B_2, B_3 y B_6, cinc, hierro, potasio, sulfuro, fósforo y ácido linoleico es muy nutritivo y particularmente bueno para pieles secas, agrietadas, escamadas o envejecidas. Mejora los picores y el eccema, la psoriasis y las quemaduras solares. También ayuda a prevenir las estrías. El aceite de germen de trigo es útil también para el cuidado del cabello, sobre todo si está seco y quebradizo.

El aceite de germen de trigo se mezcla en una disolución al 10% para conservar la vida de la mezcla. Sin embargo, es demasiado denso y pesado para usarlo solo, y además tiene un fuerte olor a trigo.

Los aceites esenciales más destacados

Existen cientos de aceites esenciales, aunque sólo unos pocos son realmente asequibles:

Albahaca

Propiedades principales

- Clarificador
- Digestivo
- Estimulante
- Fortalecedor
- Levanta el ánimo

Aparato digestivo

Altamente beneficioso para aliviar la digestión difícil o dolorosa, la flatulencia, los espasmos gástricos, las náuseas y los vómitos.

Músculos/articulaciones

Alivia los espasmos musculares (calambres), la gota, la artritis y el reumatismo.

Sistema nervioso

Probablemente, sea uno de los mejores tónicos para los nervios. La albahaca levanta el ánimo, despeja y nos hace recuperar la fuerza. Se utiliza para el cansancio mental, la falta de concentración, la tensión nerviosa y la depresión.

Aparato respiratorio

Para todos los problemas respiratorios, incluyendo el asma, la bronquitis, la tos, los resfriados y la tos ferina. Excelente para aclarar la cabeza y combatir el catarro, la otitis, los pólipos nasales, la rinitis, la sinusitis, los dolores de cabeza y de cuello y las migrañas.

Piel

Ideal como repelente de insectos, especialmente para avispas y mosquitos.

Efectos sobre el espíritu

Nos da ánimos y ayuda a abrir el llamado «tercer ojo», además de desarrollar la intuición.

Precauciones especiales

- Cuidado durante el embarazo (aunque no se ha demostrado que sea tóxico).
- Usar en una disolución de poca cantidad con las pieles sensibles (aunque es raro que produzca sensibilidad).
- No utilizar la albahaca exótica, también conocida como comorán, ya que tiene un contenido más elevado de chavicol metílico.

Árbol de té

Propiedades principales

- Antifúngico
- Antiséptico
- Primeros auxilios
- Estimulante

Aparato circulatorio

Es un buen tónico para el corazón, ya que estimula la circulación y reduce las varices. El árbol de té es un poderoso potenciador del sistema inmunitario y además puede ayudar a combatir las infecciones recurrentes, la mononucleosis infecciosa y el síndrome posvírico denominado «meningoencefalomelitis».

Aparato urogenital

Excelente para la cistitis, los picores, la candidosis, los flujos vaginales y las infecciones.

Cabeza

Ideal si se utiliza en forma de gárgaras para las infecciones de garganta y de encías, las úlceras bucales y las llagas.

Sistema nervioso

Después de una crisis emocional, el árbol de té se puede utilizar para borrar el trauma.

Aparato respiratorio

Muy beneficioso para el asma, la bronquitis, el catarro, los resfriados, la gripe, la sinusitis y la tos ferina.

Piel

¡Obligatorio en todos los hogares! Muy valioso para el acné, el pie de atleta, los furúnculos, las quemaduras, los cortes, el herpes, los picores, las manchas y los pies sudorosos o malolientes. Se puede aplicar sobre verrugas.

Efectos en el espíritu

Muy útil para traumas que se quedan fijados en el plexo solar y el abdomen. Ayuda a eliminar traumas pasados.

Precauciones especiales

- Ninguna. El árbol de té a menudo se usa como primeros auxilios.

Azahar

Propiedades principales

- Antidepresivo
- Afrodisíaco
- Sedante
- Para el estrés y la tensión

Sistema circulatorio

Excelente para la hipertensión, las palpitaciones y el dolor somático en el pecho que simula una angina de pecho. Combate las varices.

Aparato digestivo

Altamente efectivo para la colitis, la diarrea crónica y la indigestión nerviosa.

Aparato urogenital

Excelente para la menopausia y el síndrome premenstrual.

Sistema nervioso

Muy valioso para todo tipo de problemas nerviosos, crónicos, de ansiedad y ataques de pánico. Despeja la depresión e induce un estado de euforia. Combate el insomnio. Sus propiedades afrodisíacas lo hacen ideal para problemas sexuales, como la impotencia y la frigidez causada por las tensiones.

Piel

Un aceite maravilloso para todo tipo de pieles. Ayuda a la regeneración de las células cutáneas y hace maravillas en las pieles maduras. Recomendable para prevenir las estrías y reducir las cicatrices. Su naturaleza suave lo hace ideal para pieles sensibles.

Efectos en el espíritu

Aporta paz y tranquilidad al espíritu problemático y a aquellas personas que cometen una y otra vez los mismos errores en la vida. Es especialmente beneficioso para el plexo solar.

Precauciones especiales

- Ninguna.

Bergamota

Propiedades principales

- Antidepresivo
- Equilibrador
- Antiséptico
- Levanta el ánimo

Aparato digestivo

Es un tónico para la digestión, estimula el apetito y alivia los gases, los cólicos y la indigestión. También trata la halitosis (el mal aliento) si se usa haciendo gárgaras.

Aparato urogenital

Es un aceite de gran afinidad con esta zona del cuerpo, ya que ayuda a tratar la cistitis, el flujo vaginal y el prurito (picores).

Sistema nervioso

La bergamota es un sedante y a la vez levanta el ánimo, lo cual la hace ideal para todos los estados de ansiedad, depresión y otras dolencias relacionadas con el estrés.

Aparato respiratorio

Alivia los dolores de garganta, la tonsilitis, los resfriados, la gripe y todas las infecciones respiratorias.

Piel

Todas las dolencias cutáneas mejoran, como el eccema y la psoriasis. También sirve en caso de enfermedades contagiosas, como la sarna, la varicela o los piojos. Es de gran ayuda en las pieles grasas, el acné, las manchas, los furúnculos y el herpes.

Efectos en el espíritu

Levanta el ánimo y es excelente para el plexo solar y el corazón.

Precauciones especiales

- No se debe aplicar justo antes de tomar el sol, ya que

aumenta la fotosensibilidad de la piel dado que la bergamota acelera el bronceado.

Ciprés

Propiedades principales

- ■ Astringente
- ■ Reduce los fluidos
- ■ Cálido
- ■ Tónico

Aparato circulatorio

Tiene fama de reducir las varices y las hemorroides.

Aparato urogenital

Combate la retención de líquidos y alivia los problemas menstruales, especialmente el síndrome premenstrual y la menopausia.

Sistema nervioso

Es un aceite que proporciona bienestar en momentos de duelo. El ciprés alivia la ira, la irritabilidad y el estrés.

Aparato respiratorio

Particularmente indicado para la tos espasmódica, como la tos ferina. También alivia el asma y la bronquitis.

Piel

Excelente para pieles grasas y para reducir la excesiva sudoración. También combate la celulitis.

Efectos en el espíritu

Es de gran ayuda para afrontar los cambios y para encontrar nuestro propio camino.

Precauciones especiales

- • Ninguna.

Enebro

Propiedades principales

- Antiséptico
- Limpiador
- Desintoxicante
- Reduce los fluidos
- Depurador
- Tónico

Aparato circulatorio

Un maravilloso desintoxicante ideal para la arteriosclerosis y el sistema linfático bloqueado.

Aparato digestivo

Estimula la eliminación de toxinas y además es útil para la obesidad, el estreñimiento y la pesadez de estómago después de una comida copiosa y de haber bebido alcohol.

Aparato urogenital

Excelente para combatir la retención de líquidos y las infecciones urinarias, como la cistitis. También sirve para tratar problemas de la próstata, piedras en el riñón y para la menstruación escasa, irregular o dolorosa.

Músculos/articulaciones

Es un excelente remedio para la artritis, la gota y el reuma, estimula la eliminación de ácido úrico y otras toxinas, y alivia el dolor y la rigidez.

Sistema nervioso

Es un aceite excelente para los trastornos emocionales, clarifica la mente y limpia las impurezas del cuerpo.

Piel

Muy valioso para la celulitis, el acné, los poros bloqueados y las pieles grasas. También ayuda a tratar la dermatitis, el eccema y la psoriasis. El junípero ayuda a eliminar toxinas, por lo que la piel puede empeorar antes de poder apreciar una mejora.

Efectos en el espíritu

Es un remedio clásico para purificar y limpiar el espíritu, apropiado para aquellas personas que son incapaces de salir adelante. El junípero ayuda a limpiar los residuos de traumas pasados.

Precauciones especiales

* Evitar durante el embarazo.
* No usar excesivamente en caso de inflamación de los riñones.

Eucalipto

Propiedades principales

- Antiséptico
- Estimulante
- Expectorante

Aparato circulatorio

Útil para mejorar la circulación.

Aparato urogenital

Excelente para todas las infecciones urinarias, la cistitis, la candidosis bucal y para reducir la retención de líquidos.

Músculos/articulaciones

Excelente para todo tipo de dolores, la artritis y el reumatismo.

Sistema nervioso

Es un aceite estimulante que combate el agotamiento mental y ayuda a concentrarse.

Aparato respiratorio

Muy valioso si se inhala y se dan friegas en el pecho para aliviar todas las molestias respiratorias. Descongestiona la cabeza y el pecho, y ayuda a eliminar mucosidades. Útil para el asma, la bronquitis, la tos, los resfriados, la gripe, la sinusitis y las infecciones de garganta. Baja la fiebre, previene la diseminación de la infección y refuerza el sistema inmunitario.

Piel

Muy útil para enfermedades infecciosas cutáneas, como la varicela y el sarampión. También para el herpes, los cortes y las quemaduras, y es un excelente repelente de insectos.

Efectos en el espíritu

Anima a la comunicación abriendo el *chakra* de la garganta. Puede ser útil para limpiar traumas pasados.

Precauciones especiales

- Es un aceite poderoso que no se debe aplicar a bebés ni a niños muy pequeños.
- Guardarlo lejos de las medicinas homeopáticas.

Hinojo

Propiedades principales

- Desintoxicante
- Digestivo
- Depurativo
- Energético
- Reduce los fluidos

Aparato digestivo

Maravilloso para limpiar el aparato digestivo (y también los otros), el hinojo alivia el estreñimiento, la flatulencia y las náuseas. Es de mucha ayuda para adelgazar, frena el apetito e incrementa los niveles de energía.

Aparato urogenital

Excelente para madres lactantes, ya que incrementa el flujo de la leche del pecho. Altamente efectivo para la menopausia, ya que anima al cuerpo a producir sus propios estrógenos. Alivia la retención de líquidos.

Sistema nervioso

Anima a ver la situación con claridad. Proporciona coraje, fuerza y esperanza ante los obstáculos que parecen imposibles. El hinojo puede ayudar a frenar las adicciones.

Aparato respiratorio

Muy útil para la bronquitis, la gripe y la falta de aliento.

Piel

Indicado para pieles tóxicas, congestionadas, la celulitis y las contusiones.

Efectos en el espíritu

Ayuda a clarificar el *chakra* del «tercer ojo».

Precauciones especiales

- No usar hinojo amargo.
- No usarlo excesivamente en niños pequeños o en personas epilépticas.
- Evitar durante el embarazo.

Incienso

Propiedades principales

- Agradable
- Descongestivo
- Expectorante
- Levanta el ánimo
- Curativo
- Rejuvenecedor

Aparato urogenital

El poder bactericida del incienso ayuda a combatir la cistitis. También es muy útil para las descargas vaginales y altamente beneficioso durante la menopausia.

Sistema nervioso

Levanta el ánimo y a la vez tiene un efecto relajante sobre las emociones. Permite que desaparezcan traumas pasados y ansiedades. El incienso proporciona paz y calma, y es una excelente ayuda para la meditación. Es muy útil para aquellos que temen los cambios.

Aparato respiratorio

Ideal para el asma y otras alteraciones respiratorias, tiene beneficios tanto físicos como emocionales. El incienso hace que la respiración vaya más lenta y sea más profunda.

Piel

Un remedio excelente para todo tipo de pieles. Rejuvenece y revitaliza las pieles maduras y las arrugas, y ayuda a prevenir el envejecimiento. Reduce las cicatrices y las estrías.

Efectos en el espíritu

Muy valioso para conseguir elevados estados de conciencia espiritual, abriendo los *chakras* de la cabeza y del llamado «tercer ojo».

Precauciones especiales

- Ninguna.

Geranio

Propiedades principales

- Antidepresivo
- Equilibrante
- Reduce los fluidos
- Curativo
- Levanta el ánimo

Aparato circulatorio

Ayuda a tratar las varices y las hemorroides, y es muy efectivo para cortar los flujos de sangre.

Aparato urogenital

Excelente para la menopausia y el síndrome premenstrual. Equilibra las hormonas, reduce la retención de líquidos y los rubores, y equilibra la tensión y la depresión. Ayuda a tratar la cistitis.

Sistema nervioso

El geranio es maravilloso para equilibrar los nervios. Disipa la ansiedad, la depresión y la tensión nerviosa. Puede ayudar en problemas de infertilidad.

Piel

Muy equilibrante para todo tipo de pieles: inflamadas, grasas, secas y maduras. También es de ayuda en casos de eccema, dermatitis, quemaduras, enfermedades infecciosas cutáneas y celulitis. Excelente para combatir los piojos y como repelente de insectos.

Efectos en el espíritu

Muy valioso para elevar el espíritu y calmar el plexo solar, abriendo el corazón.

Precauciones especiales

• Ninguna.

Jengibre

Propiedades principales

- Digestivo
- Acalorado
- Alivia el dolor
- Estimulante
- Cálido

Aparato circulatorio

Altamente efectivo a la hora de estimular la circulación, y ayuda a combatir las varices y el colesterol alto.

Aparato digestivo

Excelente para todos los problemas digestivos, especialmente las náuseas (en los viajes o al levantarse por la mañana). También está indicado para la diarrea, el estreñimiento, la resaca, la indigestión, la flatulencia, la pérdida de apetito y los cólicos.

Músculos/articulaciones

Indicado para todo tipo de dolores musculares, artritis, calambres, reumatismo, esguinces y torceduras. El jengibre funciona muy bien en aquellas dolencias agravadas por la humedad.

Sistema nervioso

Es un aceite cálido que levanta el ánimo, y contrarresta la frialdad y la indiferencia, la apatía, el letargo y el agotamiento nervioso. Muy útil para personas de mente débil. También ayuda a concentrarse y a reforzar la memoria, además de propiciar la confianza.

Aparato respiratorio

Excelente para la tos y los resfriados. Combate el catarro, la bronquitis y los dolores de garganta.

Efectos en el espíritu

Es un aceite base que aporta equilibrio a los *chakras*. Muy útil para el «tercer ojo».

Precauciones especiales

• Debe usarse en una baja disolución si la piel es hipersensible. En dosis normales, no tiene por qué irritar.

Jazmín

Propiedades principales

- Antidepresivo
- Afrodisíaco
- Eufórico
- Curativo
- Levanta el ánimo

Aparato urogenital

En el parto, ayuda a aliviar los dolores y a expulsar la placenta. Es muy útil también después del parto, ya que estimula la producción de leche y previene la depresión. Por otra parte, es un reconocido afrodisíaco, y puede ayudar a superar la frigidez, la impotencia y la eyaculación precoz. También incrementa el esperma. Excelente para los dolores de la menstruación, el síndrome premenstrual y la menopausia.

Sistema nervioso

Es un aceite excelente para todo tipo de problemas del sistema nervioso, combate la tristeza, la depresión y propicia el optimismo, la confianza y la euforia. Contrarresta la apatía y la indiferencia.

Piel

Excelente para todo tipo de pieles. El jazmín incrementa la elasticidad de la piel y reduce las estrías y las cicatrices. También está indicado para pieles secas y sensibles.

Efectos en el espíritu

De gran ayuda para el corazón y el *chakra* del plexo solar. Excelente para estimular el *chakra* base.

Precauciones especiales

* No debe ingerirse (ya que se trata de un absoluto).

Lavanda

Propiedades principales

- Antidepresivo
- Antiséptico
- Equilibrador
- Calmante
- Curativo

Aparato circulatorio

Excelente para la presión arterial alta, las palpitaciones y demás problemas cardíacos.

Aparato digestivo

Ideal para todos los trastornos digestivos, especialmente en niños: cólicos, diarrea, digestión difícil y dolorosa, flatulencias, indigestión, náuseas y vómitos.

Aparato urogenital

De mucha ayuda en la cistitis, la incontinencia y la retención de líquidos. Durante el parto, la lavanda facilita que el bebé salga rápido, calma a la madre y purifica el aire. Muy útil en el síndrome premenstrual y la menopausia.

Músculos/articulaciones

Sirve para todo tipo de dolores, ya que la lavanda alivia el dolor y los espasmos, y reduce la inflamación. Adecuado en casos de artritis, reuma, calambres, esguinces y torceduras.

Sistema nervioso

La lavanda tiene un destacable efecto equilibrador, alivia la ansiedad, la depresión, los dolores de cabeza y el insomnio, y proporciona calma y serenidad.

Aparato respiratorio

Debido a su cualidad de reforzar el sistema inmunológico, la lavanda se recomienda para combatir las infecciones, los virus, los resfriados, la tos, la gripe, la bronquitis, el asma y las infecciones de garganta.

Piel

Cuida todo tipo de pieles debido a sus poderes rejuvenecedores y sus efectos equilibradores. Ayuda a curar las contusiones, las quemaduras (también las solares), el acné, los furúnculos, los eccemas, las infecciones de hongos (como el pie de atleta), la psoriasis y diversas infecciones cutáneas, como la sarna, la varicela y el herpes.

Efectos en el espíritu

Ejerce un pronunciado efecto sobre el plexo solar, calmando y suavizando un espíritu airado. Ayuda a equilibrar todos los *chakras*. Puede ayudar a centrarse a aquellas personas que sigan un camino espiritual equivocado.

Precauciones especiales

Ninguna (la lavanda se usa mucho con bebés y niños).

Lima

Propiedades principales

- Revitalizador
- Levanta el ánimo
- Refrescante

Aparato circulatorio

Un aceite excelente para mejorar la circulación y equilibrar la presión arterial. La lima es buena para reforzar el sistema inmunitario y combatir la anemia.

Aparato digestivo

La lima estimula el apetito y alivia el ardor de estómago y la indigestión.

Músculos/articulaciones

Es muy beneficioso para la artritis, la gota y el reuma.

Sistema nervioso

Es un aceite que levanta el ánimo a las personas deprimidas o con la moral baja. Recomendable para la apatía y el letargo.

Aparato respiratorio

Para hacer gárgaras agradables en gargantas doloridas. Muy útil para el asma, la bronquitis, el catarro, los resfriados, la tos y la gripe.

Piel

Recomendable para el acné, los furúnculos, los sabañones, la celulitis, los cortes y heridas, las pieles grasas, las úlceras bucales y las verrugas.

Efectos en el espíritu

La lima abre el *chakra* del corazón y clarifica el plexo solar.

Precauciones especiales

- Evitar la luz directa del sol inmediatamente después del tratamiento.

Limón

Propiedades principales

- Alcalino
- Antiséptico
- Desintoxicante
- Reduce los fluidos
- Purificador
- Tónico

Aparato circulatorio

Estimula y limpia el aparato circulatorio y estimula el sistema inmunitario acelerando la recuperación. Muy útil para la hipertensión, la arteriosclerosis y para detener el flujo de sangre.

Aparato digestivo

De enorme valor para aliviar la acidez de estómago, las úlceras estomacales y la congestión del hígado y la vesícula biliar. Muy bueno para la obesidad y la desintoxicación.

Aparato urogenital

Es un excelente diurético que ayuda a combatir la retención de líquidos, así como también las infecciones de los riñones y de la vesícula biliar.

Músculos/articulaciones

Muy útil para la artritis, la gota y el reuma.

Sistema nervioso

Estimula una mente agotada, propicia el pensamiento claro y facilita la concentración.

Aparato respiratorio

Alivia el asma, la bronquitis, el catarro, los resfriados, la gripe, la laringitis, las infecciones de garganta y la sinusitis.

Piel

Efectivo para limpiar cortes y heridas. Reduce las varices y repara los capilares rotos. Muy beneficioso en pieles envejecidas, manchas marrones, pieles grasas, furúnculos, herpes y sarna. Se puede aplicar también directamente sobre verrugas.

Efectos en el espíritu

Devuelve la fuerza y la vitalidad al espíritu decaído.

Precauciones especiales

• Evitar la potente luz del sol inmediatamente después del tratamiento.

Madera de cedro

Propiedades principales

- Calmante
- Desintoxicante
- Proporciona paz
- Cálido

Circulatorio

Excelente para la circulación, arterias bloqueadas (arterioesclerosis) y para desatascar el sistema linfático.

Aparato urogenital

Ideal para el flujo vaginal y las infecciones. Recomendado para la retención de líquidos, quemaduras y picores.

Sistema nervioso

Es muy beneficioso para la tensión nerviosa, proporciona paz y tranquilidad. Ideal para personas bloqueadas y de gran ayuda para la meditación.

Aparato respiratorio

La madera de cedro ayuda a combatir el catarro y eliminar las mucosidades.

Piel

Ayuda a combatir la celulitis, la piel grasa, el acné y dolencias crónicas. Equilibra la producción de grasa.

Efectos en el espíritu

La madera de cedro aumenta la espiritualidad y tiene conexión con el *chakra* de la coronilla.

Precauciones especiales

- Evitar durante el embarazo.
- No usar con bebés, ni con niños pequeños.

Mandarina

Propiedades principales

- Equilibrador
- Alegre
- Revitalizador

- Levanta el ánimo
- Tónico

Es terapéutico para niños pequeños, durante el embarazo y para personas debilitadas y ancianos.

Aparato circulatorio

Es un tónico para la circulación y para el sistema inmunitario.

Aparato digestivo

Un tónico suave y calmante para el aparato digestivo, que alivia la flatulencia y la diarrea. Muy útil para estimular el apetito después de una enfermedad. Bueno para el hígado y la vesícula biliar.

Sistema nervioso

Excelente para el estrés. La mandarina levanta el ánimo, despeja la depresión y la ansiedad, y proporciona sentimientos de alegría y esperanza.

Piel

Es un aceite maravilloso para prevenir las estrías y reducir las cicatrices. Es tónico para la piel. Ayuda a combatir las pieles grasas y el acné.

Efectos en el espíritu

Proporciona sentimientos de alegría en el *chakra* del corazón y equilibra el plexo solar.

Precauciones especiales

- Evitar la luz directa del sol inmediatamente después del tratamiento.

Manzanilla

Propiedades principales

- Equilibrante
- Calmante
- Relajante
- Para niños

Aparato circulatorio

Ayuda a aliviar y prevenir la anemia. Estimula la creación de glóbulos blancos, mejorando el sistema inmunológico. Reduce la fiebre.

Aparato digestivo

Alivia la digestión difícil o dolorosa. De mucha ayuda para problemas de los niños, como los cólicos y la diarrea. Beneficia al hígado.

Aparato urogenital

Todos los desórdenes femeninos reaccionarán a la manzanilla, especialmente los que tienen que ver con la tensión nerviosa. Está especialmente indicada en la menopausia, el síndrome premenstrual y la menstruación dolorosa y escasa.

Cabeza

Alivia la otitis, los dolores de cabeza, la migraña, el dolor de muelas y la neuralgia.

Músculos/articulaciones

Muy adecuada para todo tipo de dolores, artritis, articulaciones inflamadas, esguinces y torceduras.

Sistema nervioso

Este aceite calma los estados de ira, irritabilidad, desasosiego e impaciencia. Excelente para combatir el insomnio.

Piel

Calma y cura las pieles hipersensibles, inflamadas y alérgicas, el eccema y la psoriasis. Suaviza las quemaduras y el acné.

Efectos en el espíritu

Calma el plexo solar.

Precauciones especiales

- Ninguna. Es un aceite seguro, adecuado para bebés, niños pequeños y personas muy sensibles.

Mejorana

Propiedades principales

- Calmante
- Digestivo
- Alivia los dolores
- Sedante
- Cálido

Aparato circulatorio

Es un aceite excelente para mejorar la circulación. Regula el corazón y reduce la hipertensión.

Aparato digestivo

Recomendable para el estreñimiento, la diarrea, la flatulencia, la indigestión, los cólicos y las úlceras.

Aparato urogenital

Muy útil para aliviar la menstruación irregular y dolorosa. Ayuda a reprimir los impulsos sexuales excesivos.

Músculos/articulaciones

Muy efectivo para dolores variados, artritis, reuma, esguinces y torceduras. Alivia el dolor, el frío y la rigidez.

Sistema nervioso

Tiene un efecto cálido y reconfortante sobre las emociones, alivia la pena, la tristeza, la depresión y todos los estados de ansiedad. Muy adecuado para aquellas personas que no saben estarse quietas.

Efectos en el espíritu

Excelente para gente miedosa y con mucha agitación en el

plexo solar. También para espíritus que nunca están en paz y siempre están buscando el sentido de la vida. También ayuda a esas personas aisladas que sienten que no encajan en este mundo.

Precauciones especiales

- Evitar durante el embarazo (aunque es poco probable que se produzcan efectos adversos).

Melisa (Bálsamo de Limón)

Propiedades principales

- Antidepresivo
- Sedante
- Calmante
- Levanta el ánimo

Aparato circulatorio

Combate la hipertensión y las palpitaciones. Regula el corazón.

Aparato digestivo

Es un tónico suave que facilita la digestión y combate las náuseas, los cólicos y los problemas hepáticos.

Aparato urogenital

Regula el ciclo menstrual y puede ayudar en casos de infertilidad femenina.

Sistema nervioso

Es un aceite excelente para calmar los nervios, disipa la depresión, la melancolía y el insomnio. Es muy útil para traumas como el duelo y también para combatir los ataques de pánico y las crisis nerviosas.

Aparato respiratorio

Muy útil en casos de asma, bronquitis y tos, particularmente si están relacionados con alguna alergia o el estrés.

Piel

Muy valioso para el herpes. También es muy útil en casos de alergia y para las picaduras de avispas y abejas.

Efectos en el espíritu

Levanta el ánimo, el corazón y actúa sobre el *chakra* del plexo solar.

Precauciones especiales

- La melisa a menudo se adultera con limón, *melongrass* o *citronella*. Cuidado con las pieles hipersensibles. Usar en disolución al 1% (tres gotas en un aceite base de 15 ml) o menos.

Mirra

Propiedades principales

- Antiséptico
- Combate los catarros
- Curativo
- Rejuvenecedor

Aparato digestivo

Alivia la flatulencia, la diarrea, la irritación intestinal y las hemorroides.

Aparato urogenital

Limpia el útero y es muy efectivo en las descargas vaginales de todo tipo. También ayuda en las menstruaciones escasas y dolorosas.

Sistema nervioso

Ayuda a las personas de mentalidad débil, apáticas, aletargadas y que les cuesta pasar a la acción.

Aparato respiratorio

Altamente efectivo para problemas respiratorios como el asma, la bronquitis, el catarro y la tos. La mirra tiene un efecto secante en las mucosidades. Usado en gárgaras cura las dolencias de la garganta y de la voz, así como las úlceras bucales, las infecciones y problemas con las encías, como la gingivitis. También estimula el sistema inmunitario.

Piel

Rejuvenece las pieles maduras y arrugadas. Cura las pieles agrietadas y combate las infecciones de hongos, como el pie de atleta.

Efectos en el espíritu

Es muy beneficioso para aquellas personas esclavas de la rutina y que no son capaces de tirar adelante y crecer. De mucha ayuda para aquellos que ven la vida como una serie de obstáculos negativos.

Precauciones especiales

- Evitar durante el embarazo (aunque no se ha investigado lo suficiente para apoyar o rechazar esta teoría).

Menta

Propiedades principales

- Refrescante
- Digestivo
- Alivia el dolor
- Estimulante
- Tónico

Aparato digestivo

Es un aceite poderoso para todos los problemas digestivos, alivia las náuseas y los mareos al viajar, la diarrea, el estreñimiento, la indigestión y la flatulencia. Excelente para aliviar el dolor.

Cabeza

La menta aporta una acción refrescante y anestésica a los dolores de cabeza y las migrañas. Para el dolor de muelas, aplica una gota sobre el diente afectado.

Músculos/articulaciones

Muy valioso a la hora de aliviar todo tipo de dolores musculares, artritis, neuralgia y reuma. En vez de una aspirina se puede tomar una gota en un vaso de agua.

Sistema nervioso

Un aceite excelente para estimular la mente, disipar la fatiga mental y facilitar la concentración. En momentos de crisis, la menta fortalece y a la vez insensibiliza los nervios.

Aparato respiratorio

Muy beneficioso para el asma (especialmente si está relacionada con la comida), la bronquitis, los resfriados, la tos y la gripe.

Piel

Refresca las quemaduras solares y alivia los picores y la inflamación. De mucha ayuda en pieles tóxicas y congestionadas, el acné y las enfermedades infecciosas de la piel, como la tiña y la sarna.

Efectos en el espíritu

La menta ayuda a levantarnos, revive y estimula los *chakras* para que actúen. También es útil para descongestionar el llamado «tercer ojo».

Precauciones especiales

- Guardar lejos de los medicamentos homeopáticos y no usarlo a la vez que un tratamiento homeopático.
- Evitar cuando se da el pecho, ya que detiene la lactación.
- Cuidado con las pieles sensibles (aunque es raro que aparezca una irritación).
- No usar en bebés, ni en niños pequeños.

Naranja amarga

Propiedades principales

- Antidepresivo
- Relajante
- Calmante
- Tónico

Aparato circulatorio

Muy valioso para el estrés relacionado con los problemas del corazón, ya que ralentizará y regulará los latidos, además de disipar las palpitaciones. También estimula el sistema inmunitario.

Aparato digestivo

Muy útil para calmar el aparato digestivo y dolencias como la indigestión nerviosa, la diarrea y los intestinos irritados.

Sistema nervioso

Muy beneficioso para los estados de estrés y tensión. El neroli tiene un efecto calmante y equilibra el sistema nervioso. También es muy útil durante la convalecencia.

Piel

Particularmente indicado para las pieles grasas y el acné, ya que produce un efecto tónico y limpiador en la piel.

Efectos en el espíritu

Muy útil para el *chakra* del plexo solar.

Precauciones especiales

- Ninguna.

Pimienta negra

Propiedades principales

- Desintoxicante
- Depurativo
- Levanta el ánimo
- Recupera la energía
- Estimulante
- Tónico
- Cálido

Circulatorio

Es un aceite cálido excelente para los problemas de circulación, la anemia y después de una importante hemorragia.

Aparato digestivo

Elimina las toxinas del aparato digestivo, aliviando los cólicos, el estreñimiento y las intoxicaciones alimenticias. Estimula el apetito y devuelve el tono al colon.

Músculos/articulaciones

Devuelve el tono al esqueleto. Alivia los dolores e inflamaciones musculares, la neuralgia, la rigidez, la artritis, el reumatismo, los esguinces y las torceduras.

Sistema nervioso

Puede estimular la mente, ayudando a la concentración y fortaleciendo los nervios. Es útil para los resfriados y los estados de indiferencia y apatía. Puede ayudar en casos de impotencia.

Aparato respiratorio

Combate la tos, los resfriados, el catarro y las mucosidades.

Efectos sobre el espíritu

Es un buen aceite base que favorece los cambios y provoca pensamientos y acciones positivos.

Precauciones especiales

• Ninguna.

Pomelo

Propiedades principales

- Antidepresivo
- Desintoxicante
- Refrescante
- Levanta el ánimo

Aparato circulatorio

Excelente para purificar la sangre y para desbloquear el sistema linfático.

Aparato digestivo

Es excelente para facilitar la digestión y para dietas «desintoxicantes». Muy útil para combatir la obesidad y los problemas del hígado y la vesícula biliar.

Músculos/articulaciones

Útil para la artritis, la gota y el reuma. También va muy bien antes y después del ejercicio para prevenir la rigidez muscular y de las articulaciones.

Sistema nervioso

Produce un efecto tonificante en la mente, ayudando a despejar la depresión e induciendo a la euforia. De gran ayuda para quitarse de encima la amargura y el resentimiento. Es muy beneficioso para el agotamiento nervioso y para aliviar el estrés.

Aparato respiratorio

Ayuda a combatir la tos, los resfriados, la gripe y la fiebre.

Piel

Muy útil para las pieles grasas, el acné y la celulitis.

Efectos en el espíritu

Levanta el ánimo.

Precauciones especiales

- Cuidado con las pieles hipersensibles (aunque es raro que se produzcan irritaciones).

Romero

Propiedades principales

- Diurético
- Alivia el dolor
- Recuperador
- Estimulante

Aparato circulatorio

Excelente para la circulación y la congestión del sistema linfático. Un buen tónico para el corazón, normaliza los niveles de colesterol en la sangre y la arteriosclerosis.

Aparato digestivo

Muy valioso para muchas dolencias digestivas, particularmente si se necesita una desintoxicación. Se puede usar para el estreñimiento, la flatulencia, la congestión hepática, si se han tomado alimentos en mal estado y la obesidad.

Aparato urogenital

Muy útil para combatir la retención de líquidos, la incontinencia, la cistitis y la menstruación escasa o dolorosa.

Cabeza

Reanima los sentidos del olfato, el habla, el oído y la vista. Es un ingrediente tradicional en los preparados para el cuidado del cabello, ayudándolo a crecer, reduce la caspa y combate los piojos.

Músculos/articulaciones

Altamente recomendable para aliviar el dolor en músculos y articulaciones, alivia la artritis, el reuma y la rigidez, además del cansancio muscular. Muy útil para recuperar un buen tono muscular.

Sistema nervioso

Activa y reanima el cerebro, aclara la cabeza y reduce la fatiga mental. Puede ayudar a reforzar la memoria.

Aparato respiratorio

Es beneficioso para el asma, la bronquitis, el catarro, los resfriados, la gripe y la tos ferina.

Piel

Se puede usar para pieles tóxicas y congestionadas y enfermedades contagiosas como la sarna. Es de mucha ayuda en abscesos y furúnculos. Reduce la celulitis.

Efectos en el espíritu

Excelente para la «pérdida» de espíritu.

Precauciones especiales

- No usar demasiado en los primeros meses del embarazo (aunque es poco probable que se produzcan efectos secundarios).
- No usar mucho en personas epilépticas.

Rosa

Propiedades principales

- Antidepresivo
- Afrodisíaco
- Equilibrante
- Rejuvenecedor
- Levanta el ánimo

Aparato circulatorio

La rosa purifica la sangre y es un tónico excelente para el corazón. También reduce las palpitaciones.

Aparato digestivo

Como limpiador y tónico, es muy útil para el estreñimiento y los problemas hepáticos.

Aparato urogenital

Este «rey» de los aceites tiene un gran efecto en los desórdenes del aparato reproductor femenino. Limpia, regula y tonifica el útero. El síndrome premenstrual y la menopausia también se ven beneficiados. Este aceite de rosa tiene fama de afrodisíaco y se recomienda para la impotencia y la frigidez. También ayuda a la concepción e incrementa la producción de semen.

Sistema nervioso

Su exquisito y lujurioso aroma tiene un profundo efecto sobre las emociones, alivia las penas, los celos, el resentimiento, el estrés y la tensión. Hace que una mujer se sienta femenina y positiva. También es muy útil para todos los tipos de depresión.

Piel

Excelente para todo tipo de pieles, especialmente las secas, maduras o sensibles. La rosa calma la inflamación y reduce los capilares rotos.

Efectos en el espíritu

Particularmente indicado para abrir el *chakra* del corazón, fomentando el amor y la compasión. Libera de traumas pasados.

Precauciones especiales

- Ninguna. Se puede usar con seguridad en niños. Pero no ingerir el absoluto de rosa.

Rosa del bosque (Palisandro)

Propiedades principales

- Equilibrador
- Rejuvenecedor
- Cálido

Sistema nervioso

Es un maravilloso antidepresivo, un aceite cálido y relajante que tiene un efecto regulador del sistema nervioso central. Aclara la mente cuando está atestada. Tiene fama como afrodisíaco y es muy valioso para combatir la frigidez, la impotencia y otros problemas sexuales.

Aparato respiratorio

Es muy beneficioso para resfriados, gripe, virus y problemas de garganta. El palisandro calma la tos con carraspera. También potencia el sistema inmunitario.

Piel

Muy apropiado para todo tipo de pieles secas, grasas y/o sensibles. Es altamente rejuvenecedor, combate la piel envejecida y las arrugas.

Efectos en el espíritu

Equilibra todos los *chakras*.

Precauciones especiales

Ninguna.

Sándalo

Propiedades principales

- Afrodisíaco
- Curativo
- Calmante
- Levanta el ánimo

Aparato circulatorio

Es un buen tónico para el corazón, aporta un efecto sedante y regulador.

Aparato urogenital

Es altamente efectivo para aliviar la cistitis y las infecciones vaginales de todo tipo. Reduce la retención de líquidos.

Sistema nervioso

Tiene fama de equilibrar el sistema nervioso, apacigua la ansiedad y la tensión. Reduce el insomnio. Es un importante afrodisíaco y, además, es ideal para la impotencia y la frigidez.

Aparato respiratorio

Es muy beneficioso para las infecciones del pecho, la tos, la bronquitis y el dolor de garganta. Es antiséptico y potencia el sistema inmunitario.

Piel

El sándalo se usa mucho para todo tipo de afecciones cutáneas, especialmente en pieles secas, agrietadas y deshidratadas. Es una loción perfecta para después del afeitado si lo mezclamos con un aceite base.

Efectos en el espíritu

Aporta paz y tranquilidad a los espíritus intranquilos.

Precauciones especiales

- Ninguna.

Salvia

Propiedades principales

- Eufórico
- Embriagador
- Relajante
- Tónico

Aparato circulatorio

Excelente para reducir la presión arterial y contrarrestar las palpitaciones.

Aparato urogenital

La salvia a menudo se recomienda en el parto, ya que ayuda y a la vez relaja. Es un tónico para el útero y equilibra las hormonas reduciendo el síndrome premenstrual y aliviando los calambres menstruales.

Sistema nervioso

Un aceite eufórico-sedante indicado para gente hiperactiva y con estados mentales de pánico. Proporciona un sentimiento de bienestar y optimismo, y crea como un cojín entre la persona y el mundo exterior. Muy adecuado para el estrés y la debilidad en general, ya sea física, mental, nerviosa o sexual. Es de mucho valor para aquellos que luchan por salir de la drogadicción.

Piel

Muy útil para aliviar y refrescar la piel inflamada. También ayuda a equilibrar la piel grasa, la caspa, estimula el crecimiento del cabello y previene las arrugas.

Efectos en el espíritu

De mucho valor para equilibrar el plexo solar, así como para el llamado «tercer ojo».

Precauciones especiales

- No deberían tomarse grandes dosis junto con alcohol, ya que puede provocar efectos narcóticos.

- Algunos recomiendan evitarlo durante el embarazo, aunque no se ha investigado lo suficiente para apoyar o rechazar esta teoría.

Tomillo

Propiedades principales
- Antiséptico
- Energético
- Estimulante

Aparato circulatorio
Estimula la circulación y eleva la presión arterial. Un excelente estímulo del sistema inmunitario, extremadamente útil para la convalecencia. También ayuda a combatir la anemia.

Aparato digestivo
Limpia el aparato digestivo, mejora el estreñimiento y restablece el apetito.

Aparato urogenital
Muy útil para combatir la retención de líquidos, las infecciones urinarias y las descargas vaginales.

Músculos/articulaciones
Muy recomendable para las lesiones deportivas, la gota, el reuma y la artritis.

Sistema nervioso
Es un aceite que revive y proporciona energía, estimula la mente y mejora la memoria y el poder de concentración.

Aparato respiratorio
Ayuda a combatir el asma, la bronquitis, el catarro, los resfriados, la tos, la sinusitis y las infecciones de garganta. Si se usa para hacer gárgaras es excelente para la boca y las infecciones de encías.

Piel
Muy útil para combatir los piojos y la sarna.

Efectos en el espíritu

Reanima un espíritu cansado y ayuda a liberar los bloqueos provocados por traumas pasados.

Precauciones especiales

- Evitar tomarlo durante el embarazo.
- Ir con cuidado con las pieles sensibles.
- No usar demasiado en casos de hipertensión.
- No usar en bebés y en niños pequeños.

Vetiver

Propiedades principales

- Calmante
- Protector
- Tranquilizante

Aparato circulatorio

Estimula la circulación y actúa como tónico del sistema inmunitario.

Músculos/articulaciones

Relaja los músculos y alivia la artritis, el reuma, los calambres, los esguinces y las torceduras.

Sistema nervioso

El vetiver, también conocido como el «aceite de la tranquilidad», posee un profundo efecto sedante y puede ir bien a aquellas personas que intentan dejar de tomar tranquilizantes y otras sustancias adictivas. El uso regular de este aceite puede ayudar a tratar problemas psicológicos profundos y a los hipocondríacos. Muy útil también para combatir el insomnio.

Efectos en el espíritu

Es excelente para aquellas personas que se sienten sin equilibrio o sin los pies en el suelo. También lo pueden usar personas hipersensibles como escudo protector.

Precauciones especiales

- Ninguna.

Milenrama

Propiedades principales

- Antiinflamatorio
- Calmante
- Sedante
- Suavizante

Aparato circulatorio

Baja la presión arterial y es un tónico muy bueno para la circulación. La milenrama ayuda a combatir la arteriosclerosis y las varices.

Aparato urogenital

Es excelente para el aparato reproductor femenino. Mejora la menstruación irregular y escasa, la dolorosa, los períodos fuertes, la fibroides y el prolapso del útero. Es de ayuda para los que mojan la cama, para la retención de líquidos y la cistitis.

Músculos/articulaciones

Es excelente para la inflamación. Ayuda a combatir la artritis reumatoide, los esguinces y las torceduras.

Sistema nervioso

Proporciona un efecto sedante en la mente y es muy útil en estados de ira, impaciencia e irritabilidad.

Piel

Muy recomendable para la piel y el cuero cabelludo grasos, el acné, la piel inflamada y las quemaduras. Puede ayudar a combatir la calvicie. También es muy bueno para el eccema y la psoriasis.

Efectos en el espíritu

Muy valioso como protector.

Precauciones especiales

- Cuidado durante el embarazo.
- No usar en bebés y niños pequeños.

Zanahoria

Propiedades principales

- Desintoxicante
- Revitalizador
- Estimulante
- Tónico

Aparato circulatorio

Estimula la circulación y purifica y desintoxica la sangre y la linfa. Combate la anemia y mejora el sistema inmunológico.

Aparato digestivo

Alivia el estreñimiento, el síndrome del intestino irritable, la flatulencia y los problemas hepáticos. Ayuda a hacer la digestión. Muy útil en los trastornos alimentarios, como la anorexia.

Aparato urogenital

Combate la retención de líquidos y la cistitis. La raíz de zanahoria también regula el ciclo menstrual y el equilibrio hormonal.

Sistema nervioso

Muy útil en casos de confusión e indecisión. La raíz de zanahoria nos ayuda a ver las situaciones con más claridad. Estimula y revitaliza.

Piel

Muy valiosa para problemas cutáneos, es un tónico que incrementa la elasticidad de la piel. Muy útil en pieles maduras. También ayuda a reducir las cicatrices, como por ejemplo las del acné.

Efectos en el espíritu

Muy beneficioso para el «tercer ojo». Fortalece, asimismo, nuestra visión interior.

Precauciones especiales

- Ninguna.

4 Masaje con aromas

El masaje es una herramienta terapéutica en sí misma. Cuando se realiza en combinación con las cualidades curativas de los aceites esenciales, constituye una poderosa terapia que afecta a nivel físico, emocional y espiritual. Durante un masaje de aromaterapia a menudo se liberan las emociones a la vez que se disuelven los nudos, los traumas tanto físicos como emocionales.

Preparación del ambiente

Es extremadamente importante prestar una atención especial al ambiente en el que tendrá lugar la sesión de aromamasaje para conseguir el máximo beneficio del tratamiento. Una cuidada preparación y el lugar adecuado harán que un buen masaje sea aún mejor. Tanto el masajista como el cliente deberían sentirse inmediatamente relajados. Asegúrate siempre de que las toallas, los cojines y los aceites estén a mano para no perder el contacto y no romper el flujo del masaje. Un aromamasaje nunca debe realizarse con prisas.

Soledad y tranquilidad

Son vitales. Asegúrate de que eliges un momento en el que no vas a ser molestado. Las intrusiones y distracciones son extremadamente molestas, rompen tu concentración y destruyen el flujo de los movimientos del masaje. Desconecta el teléfono y diles a familiares y amigos que no entren en la habitación donde tiene lugar el tratamiento. Puedes poner una música suave, si quieres, aunque es una decisión estrictamente personal. Algunos prefieren el silencio.

Limpieza

Es esencial. Lávate siempre las manos antes del tratamiento, ya que cualquier rastro de suciedad sería captado de inmediato por la persona que recibirá el masaje. Asegúrate de tener las uñas cortas (lo más cortas posible). Y no lleves ni pulseras, ni anillos, ni nada en las manos que pueda provocar un rasguño en el paciente.

Calidez

La habitación debe ser cálida y estar bien ventilada, pero sin corrientes de aire. Nada puede estropear tan rápidamente un aromamasaje como el frío corporal: es imposible relajarse cuando notas frío. La habitación en la que va a tener lugar la sesión debería estar previamente calentada y si la temperatura corporal del paciente baja, asegúrate de tener toallas de sobra. Cubre todas las partes del cuerpo del paciente, excepto aquellas donde vayas a efectuar el masaje. Calienta tus manos si notas que están frías.

Luz

Una luz suave e indirecta crea la atmósfera ideal. Es difícil que el paciente se relaje si tiene una luz brillante y directa sobre su cabeza. Bien al contrario, eso creará tensión en sus ojos. Las velas son perfectas, aunque también sirve la iluminación con una bombilla de color. Los mejores ambientes son el rosa suave, el azul, el verde, el melocotón o la lavanda.

Color

Los colores más terapéuticos en una habitación son la gama de pasteles: rosa suave, azul, verde o melocotón, tanto en la decoración como en las toallas. Colores como el rojo provocarán emociones no deseadas, como ira e inquietud.

Ropa

Lleva ropa cómoda y suelta, ya que necesitas moverte con facilidad en la habitación. El color blanco es el más adecuado para aplicar un masaje, ya que reflejará cualquier negatividad que libere el paciente.

Lleva calzado plano, o mejor, ve descalzo. Y el paciente debe desvestirse hasta donde considere que se siente cómodo. Sugiere que se desvista hasta quedarse en ropa interior. Hazle ver que las zonas que no vas a tratar las cubrirás con toallas para crear una mayor sensación de seguridad y confianza.

Últimos toques

Las flores frescas añaden un aroma agradable al ambiente, y también puedes quemar incienso o aceites esenciales antes de empezar el tratamiento. Los cristales también pueden mejorar el ambiente, como el cuarzo rosa, que relaja, y la amatista, que es muy útil para absorber la negatividad. Asimismo, puedes poner una gota de aceite esencial sobre los cristales.

Equipo

Superficie del aromamasaje

Trabaja sobre el suelo. Una superficie firme y a la vez bien acolchada te permitirá hacer una aromamasaje cuando lo desees. Coloca un colchón denso de espuma, dos o tres mantas o un grueso edredón sobre el suelo. Usa muchos cojines durante el tratamiento. Cuando el paciente esté estirado sobre su espalda, coloca un cojín bajo su cabeza y otro bajo sus rodillas para liberar la presión de su espalda. Cuando esté boca abajo, coloca un cojín bajo los pies, otro bajo la cabeza y hombros y, quizás, otro bajo el abdomen, si lo deseas.

Asegúrate de que cuando te arrodilles estés sobre algo para evitar hacerte daño en las rodillas. Si tienes la mala suerte de tener dolor de espalda o de rodillas, sería una buena idea invertir en una camilla portátil. Es mucho menos cansado y hace que el cuerpo del paciente sea más accesible. También puedes improvisar usando una mesa de cocina si la altura te resulta más cómoda. Pero no uses una cama, ya que la mayoría son demasiado blandas y grandes para usarlas para los masajes y cualquier presión que apliques la absorbe el colchón.

Tu actitud y tu estado mental

Postura

Tanto si trabajas sobre el suelo como si lo haces sobre una mesa, mantén la espalda relajada y a la vez erguida durante toda la sesión. Cuando estés de pie, dobla un poco las rodillas y mueve el trasero hacia dentro para que tu espalda pueda trabajar con una base segura (o sea, la pelvis). Permite que los muslos hagan la mayor parte del esfuerzo, no tu espalda. Recuerda que dar un masaje debería ser tan relajante como recibirlo. Con la práctica aprenderás a evitar tensar los músculos y, así, la energía curativa podrá fluir libremente a través de tus manos y tu cuerpo. Si no prestas atención a tu postura, te cansarás enseguida. Los hábitos son difíciles de romper, así que si controlas conscientemente tu postura ahora en vez de desplomarte, más tarde te saldrá de forma automática. Tus hombros, brazos y la parte lumbar tendrán la menor tensión posible. Si utilizas una camilla, acércate lo más que puedas para así no tener que alargar demasiado los brazos.

Sintonía con el paciente

Tu estado mental a la hora de hacer el aromamasaje es vital. La calidad y el éxito del tratamiento dependen de un estado mental tranquilo. No intentes dar un masaje cuando estés enfadado, con humor cambiante, deprimido o a disgusto. Tu negatividad se hará patente. Debes prestar toda tu atención a la persona que va a recibir el masaje. Si estás preocupado con tus propios problemas y tu mente divaga, lo vas a transmitir de inmediato. Asegúrate de prestar atención a la respiración del paciente y a sus reacciones. Observa las expresiones faciales y fíjate en cualquier tensión en los músculos.

Antes del tratamiento, dedica un poco de tiempo a relajarte tú mismo y, lo que es más importante, déjate guiar por tu propia intuición. Antes de la sesión, inspira profundamente varias veces, y permite que se vayan toda la tensión y la ansiedad de tu cuerpo. Inspira paz y espira amor. Ponte en sintonía con la persona a la que vas a hacer el masaje. Puede ser de ayuda hacer la tarea con los ojos cerrados. Entrégate sin egoísmos al masaje.

Contraindicaciones

Como regla general, la mayoría de los aceites esenciales son seguros, teniendo en cuenta que se suelen usar de manera adecuada y sensible. Sin embargo, presta atención a las siguientes indicaciones, por favor:

- No los ingieras.
- No apliques los aceites esenciales sin diluir sobre la piel (excepto la lavanda y el árbol de té para fines de primeros auxilios), ya que están muy concentrados y pueden producir inflamación y reacciones alérgicas.

- Mantén los aceites lejos de los ojos.
- Mantén los aceites lejos del alcance de los niños.
- Asegúrate de que la dosis sea la adecuada, ya que demasiado aceite esencial puede ser perjudicial.
- Adquiere sólo aceites esenciales *puros*.
- Ten cuidado con las pieles especialmente sensibles (puedes hacer una prueba de contacto si estás ansioso).
- No hagas masajes si el paciente tiene fiebre alta. El cuerpo ha elevado su temperatura para combatir la infección y no necesita la carga que supone enfrentarse a más toxinas. Sin embargo, puedes aplicar aceites esenciales en forma de compresas para hacer bajar la temperatura.
- No masajees con fuerza el abdomen durante el embarazo, especialmente en los tres primeros meses, que es cuando existe un alto riesgo de aborto. Vigila con ciertos aceites durante el embarazo. Comprueba que no necesites tomar precauciones especiales con ninguno de los aceites que hayas elegido.
- Vigila con las enfermedades contagiosas de la piel, como la sarna, aunque se recomiendan los baños de aromaterapia y cremas mezcladas.
- Sobre las venas varicosas aplica una presión ligera.
- Cuidado con los tejidos con cicatrices recientes, heridas abiertas y zonas inflamadas.
- Vigila los golpes y chichones sin causa aparente. Haz que el médico los investigue.
- Evita las zonas inflamadas (como por ejemplo la *bursitis*, también conocida como «síndrome de la rodilla del ama de casa»).
- Diluye siempre aceites esenciales a la hora de añadirlos al baño del bebé o el niño.
- Evita que la persona a la que has aplicado el masaje se exponga inmediatamente a a un sol intenso.
- Espera un par de horas después de una sauna: los poros están aún abiertos, ya que el cuerpo todavía está eliminando toxinas.

El masaje

La espalda

El aromamasaje de la espalda se puede usar para ayudar a relajarse y aliviar el estreñimiento, así como diversos problemas menstruales y respiratorios. El paciente debe estar tumbado boca abajo, con un cojín bajo los pies, otro bajo la cabeza y, si se quiere, otro bajo el abdomen.

1. Empieza con ambas manos relajadas en la base de la espalda del paciente, con una mano en cada lado de la columna. Acaricia con ambas manos la espalda usando el peso de tu cuerpo para aplicar presión, extendiendo tus manos por los hombros, y luego permite que vayan hacia atrás con suavidad. Repite este movimiento las veces que consideres necesario para conseguir una relajación profunda.

2. Empezando por la base de la columna, realiza movimientos pequeños y circulares con los pulgares hasta que llegues al cuello (con movimientos de fricción). No presiones directamente sobre la columna. Ahora ejecuta estos movimientos circulares alrededor de cada hombro para soltar los nudos y nódulos.

3. Repite el paso 1.

4. Este movimiento se realiza a lo largo de ambos lados del cuerpo y ayuda a drenar las toxinas. Coloca ambas manos en la base de la columna, en la parte opuesta a ti. Trabaja un lado del cuerpo presionando las toxinas hacia la camilla o el suelo y suavemente sácalas fuera. Repite lo mismo en el otro lado.

5. Para liberar la tensión de los hombros, trabaja a lo largo de la parte superior de ellos alternando movimientos de amasado con otros de pinzado de los músculos tensos. Este movimiento se llama «retorcer», y si sabes hacer pan, entonces este movimiento te resultará fácil.

6. Para acabar con la espalda, repite el paso 1.

Las piernas

El aromamasaje de las piernas se puede usar para mejorar tanto la circulación sanguínea como la linfática (para eliminar las toxinas), para aliviar los calambres, combatir la retención de líquidos y prevenir las varices.

1. Ponte a los pies del paciente. Empezando por el tobillo, ve masajeando con suavidad hacia el muslo con una mano frente a la otra. No ejerzas presión mientras vayas bajando.

2. Para reducir la tensión de los músculos y para facilitar la eliminación de toxinas acumuladas en los tejidos profundos, masajea las zonas musculares de la pantorrilla y el muslo. Coloca ambas manos cara abajo, y amasa y presiona los músculos alternando las manos.

3. Repite el paso 1.

Retuerce los músculos de la pantorrilla y el muslo.

Los pies

El aromamasaje regular de los pies puede mejorar drásticamente la circulación, aliviar los dolores y mantener la flexibilidad. Es maravillosamente relajante y tranquilizador.

1. Acaricia el pie con firmeza cubriendo la parte superior, los lados y la planta, trabajando desde el final de los dedos hacia el tobillo. Desliza tus manos por los huesos de los tobillos y vuelve otra vez a la posición inicial.

2. Sostén el pie con una mano y usa los nudillos de la otra para masajear en círculos firmemente toda la planta del pie.

3. Repite el paso 1 tantas veces como creas oportuno.

Masajea el pie con firmeza.

El abdomen

El aromamasaje del abdomen es excelente para aliviar los problemas digestivos y menstruales. Es muy fácil de realizar. Ponte en el lado derecho del paciente y masajea en el sentido de las agujas del reloj haciendo movimientos circulares alrededor del abdomen con una mano y después con la otra.

La cara

El aromamasaje de la cara es profundamente relajante y levanta el ánimo. Puede ayudar a aliviar problemas cutáneos, dolores de cabeza, problemas nasales como la sinusitis, enlentece el proceso de envejecimiento y propicia la claridad mental.

1. Ponte a la cabeza del paciente y empieza a acariciar suavemente la frente. Sigue acariciando a lo largo de las mejillas y luego sigue hacia la barbilla.

2. Coloca tus pulgares en el centro de la frente, justo entre las cejas, presiona con firmeza y aguanta durante un par de segundos. Levanta los pulgares y colócalos ligeramente apartados del hueso de las cejas y repite la presión. Continúa hasta haber llegado a las esquinas, hacia la zona más exterior de los ojos. Trabaja toda la frente hasta la raíz del cabello.

3. Repite el paso 1.

Trabaja toda la zona de la cara en tiras, presionando en los puntos.

4. Repite el paso 2 sobre las mejillas y la barbilla.

5. Estira tus dedos y pulgares, y colócalos sobre el cuero cabelludo. Muévelos en círculos, lenta pero firmemente, sobre toda el área del cuero cabelludo.

6. Para completar el tratamiento, acaricia el cabello desde la raíz hasta las puntas y deja que tus manos descansen suavemente en las sienes.

5 La circulación

Los trastornos circulatorios más comunes pueden ser curados gracias a la aromaterapia.

Anemia

La anemia es la enfermedad sanguínea más común y se caracteriza por una deficiencia de hemoglobina (falta de hierro) en los glóbulos rojos. Los glóbulos rojos transportan el oxígeno desde los pulmones a los tejidos del cuerpo a cambio de dióxido de carbono, por lo que la anemia también se puede considerar como la falta de la cantidad adecuada de oxígeno en los tejidos y una acumulación de dióxido de carbono.

Síntomas

- Fatiga, laxitud y tendencia a cansarse fácilmente.
- Quedarse sin aire, especialmente al hacer ejercicio.
- Mareos/desvanecimiento.
- Visión borrosa.
- Falta de apetito.
- Piel pálida.
- Palpitaciones.
- Angina.

- Pulso rápido.
- Edema en el tobillo (hinchazón) en los casos graves, cuando se desarrolla una insuficiencia cardíaca.

Existe una enorme variedad de formas de anemia, pero para los fines de este libro me centraré en la que tiene que ver con la falta de hierro. Este tipo de anemia tiene tres causas:

1. La pérdida de sangre, como en la menstruación o las úlceras en el aparato digestivo, la hernia de hiato y el cáncer. Incluso la pérdida leve de sangre, si ocurre durante un tiempo prolongado, puede conducir a la anemia (1 ml de sangre contiene 0,5 mg de hierro). Estudios realizados en países desarrollados han encontrado evidencias de falta de hierro en un 30-50% de la población. La falta de hierro normalmente se desarrolla lentamente.

2. Los incrementos de necesidades del organismo, en casos como en el embarazo, en períodos de crecimiento o la lactancia.

3. Cuando existe un déficit nutricional provocado por una dieta pobre, por ignorancia, por falta de alimento o malabsorción.

   Además, hay que añadir que la falta de hierro también se caracteriza por una lengua roja, dolorida, uñas secas, quebradizas y en forma de cuchara, hormigueo en las manos y dificultades al tragar.

Tratamiento

Tratamiento ortodoxo

Consiste en un análisis de sangre en un laboratorio y en administrar una serie de tabletas de hierro, aunque en ocasiones pueden ser recomendables inyecciones de hierro. Es vital encontrar la causa subyacente.

Tratamiento de aromaterapia

Los siguientes aceites esenciales están particularmente indicados para el tratamiento de la anemia:

- La **pimienta negra** es un estimulante del bazo que ayuda en la producción de nuevas células sanguíneas. También es un aceite estimulante y cálido que, en general, alivia la sensación de agotamiento extremo asociado con la anemia.

- La **manzanilla romana**, el **geranio** y el **limón** son muy útiles cuando la causa de la anemia es una fuerte hemorragia (pérdida de sangre). Ayudan a combatir esta fuerte pérdida de sangre, especialmente el **limón**.

- El **tomillo** también es muy valioso para el tratamiento de la anemia. Es un potente estimulante y se usa mucho cuando el cuerpo está en baja forma. El tomillo es excelente para combatir la fatiga y el letargo, así como para estimular el apetito, que suele ser pobre cuando la anemia está presente. También estimula la producción de glóbulos blancos que fortalecen la resistencia del cuerpo a las enfermedades.

Baños

Tomar baños diariamente usando una de las siguientes combinaciones añadidas al baño:

2 gotas de pimienta negra		2 gotas de geranio
2 gotas de manzanilla romana	o	2 gotas de limón
2 gotas de limón		2 gotas de tomillo

Inhalaciones

Esparce unas gotas de pimienta negra, limón o tomillo en un trozo de tela e inspira profundamente varias veces, con los ojos cerrados.

Aromamasaje

Los siguientes aceites pueden ser muy útiles:

2 gotas de manzanilla 1 gota de gerani 2 gotas de limón	o	2 gotas de pimienta negra 1 gota de manzanilla 1 gota de limón 1 gota de tomillo

Diluidas en 15 ml de aceite base

Contraindicaciones

El **tomillo** debería evitarse durante el embarazo y si la piel es excepcionalmente hipersensible. El **limón** no debería aplicarse antes de tomar el sol.

Dieta

Es muy recomendable una dieta rica en hierro, particularmente durante la menstruación y el embarazo. Alimentos ricos en hierro son el hígado, las verduras verdes, las melazas, los albaricoques secos y otros frutos secos y el marisco.

Un suplemento de vitamina C aumenta la absorción de hierro enormemente. Se recomienda al menos 1 g de vitamina C diario en las comidas. Pero cuidado con el té y el café justo después de las comidas, y con los antiácidos, ya que inhiben la absorción del hierro. Conviene reducir su consumo.

Angina de pecho

La angina de pecho está provocada por la falta de oxígeno en el corazón, normalmente como resultado de una arteriosclerosis coronaria. Esto crea una placa que se va estrechando y acaba por bloquear la arteria coronaria, por lo que el aporte de sangre y oxígeno al corazón disminuye y produce el dolor característico. La angina, normalmente, se produce por el esfuerzo y se alivia con el descanso y tomando nitratos. También la propician el estrés, la ansiedad, las emociones fuertes y otras situaciones en las que el corazón se ve implicado.

Síntomas

- Un dolor que oprime el centro del pecho a menudo ampliándose hasta el omoplato izquierdo y el brazo, el cuello, la garganta y la mandíbula.
- Dispnea (respiración difícil), náuseas, sudores y sensación de desmayo.

Tratamiento

Tratamiento ortodoxo

La angina requiere una supervisión médica estricta. Es necesario tomar medicamentos y, si no funcionan, es conveniente recurrir a la cirugía para hacer un *bypass* de la arteria coronaria.

Tratamiento de aromaterapia

Los objetivos de la aromaterapia son reducir el estrés y mejorar la circulación.

Baños

Toma baños diarios añadiendo seis gotas de alguno de los siguientes aceites:

Benjuí, pimienta negra, ajo, geranio, jengibre, mejorana y **romero** ayudarán a mejorar la circulación.

Bergamota, manzanilla romana, salvia, incienso, jazmín, neroli, rosa, sándalo y vetiver aliviarán la tensión.

Inhalaciones

Pon unas gotas de aceites esenciales de **lavanda** en un trozo de tela e inspira profundamente, con los ojos cerrados para reducir el estrés, la ansiedad y el pánico relacionados con el ataque de angina.

Aromamasaje

El tratamiento del aromamasaje habitual es enormemente beneficioso en las enfermedades cardíacas. Se recomienda un masaje al menos una vez al mes. Las siguientes son muy recomendables, aunque puedes crear tu propia fórmula a partir de esta lista:

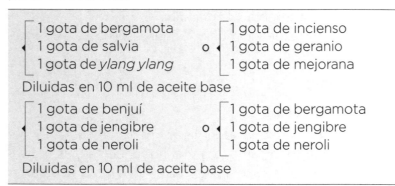

1 gota de bergamota
1 gota de salvia
1 gota de *ylang ylang*

o

1 gota de incienso
1 gota de geranio
1 gota de mejorana

Diluidas en 10 ml de aceite base

1 gota de benjuí
1 gota de jengibre
1 gota de neroli

o

1 gota de bergamota
1 gota de jengibre
1 gota de neroli

Diluidas en 10 ml de aceite base

Contraindicaciones

Evitar la mejorana durante el embarazo, aunque es poco probable que se produzcan efectos secundarios. Evitar la **bergamota** antes de tomar el sol.

Dieta

Es fundamental tener una dieta saludable si se ha diagnosticado una angina. Evita la comida basura tanto como sea posible, ya que contiene altos niveles de azúcar y sal. También evita los fritos, intenta cocinar al vapor o al grill. Y come mucha fruta y verdura frescas. Grasas animales saturadas como la manteca de cerdo y la mantequilla se han asociado con un alto riesgo de enfermedades cardíacas y altos niveles de colesterol. El aceite de oliva virgen es excelente y es interesante destacar que en los países mediterráneos, donde se consume mucho aceite de oliva, el índice de casos de angina de pecho es más bajo. Se cree que los ácidos grasos esenciales previenen las enfermedades del corazón. Están presentes en pescados grasos como la caballa y el arenque, así como en algunos aceites vegetales y de semillas. La fibra también protege el corazón, aunque hace falta investigar más. Está presente en todas las plantas comestibles, incluidos los cereales (especialmente los copos de avena), las verduras, las legumbres, las frutas, los frutos secos y las semillas. El ajo es excelente para diluir la sangre y siempre que sea posible debería comerse crudo.

Existen suplementos que pueden ser muy útiles, como la coenzima Q10, que se cree que hace aumentar la energía del corazón. Algunos estudios han demostrado que la deficiencia de esta enzima es común en pacientes con enfermedades cardíacas. El magnesio reduce los espasmos en las arterias coronarias y mejora las funciones del corazón. Las cápsulas de ajo son muy recomendables (aunque es preferible, insisto, el ajo en crudo).

Obviamente, no deberías fumar, y si eres obeso, debes intentar perder peso poco a poco y de manera controlada. El ejercicio moderado y regular es vital para tener un corazón saludable. Intenta caminar cada día unos 20 minutos.

Los extractos de **espino** también son muy buenos para los que sufren angina y otras enfermedades del corazón. Estudios experimentales revelan que el **espino** dilata las arterias coronarias, mejorando el aporte sanguíneo y de oxígeno al corazón.

Hipertensión

La Organización Mundial de la Salud define la hipertensión arterial como una presión sistólica superior a 160 y una presión diastólica mayor de 95. Actualmente del 90 al 95% de los diagnósticos de hipertensión se consideran «hipertensión esencial» (es decir, que se desconoce el mecanismo subyacente). En el otro 5-10% la hipertensión está causada por otra enfermedad (como, por ejemplo, una dolencia renal, la drogadicción, el embarazo o problemas hormonales).

La hipertensión grave (una presión sistólica mayor de 220 o una presión diastólica mayor de 140) es un trastorno serio que requiere un tratamiento de emergencia antes de que fallen el corazón o el riñón o de que se produzca una hemorragia cerebral. La presión arterial alta es una dolencia bastante común y la incidencia crece con la edad.

Síntomas

- Dolores de cabeza.
- Visión borrosa.
- Pitidos en los oídos.
- Falta de aire y/o dolor en el pecho.

Tratamiento

Tratamiento ortodoxo

La terapia con medicamentos incluye el uso de diuréticos y/o medicamentos beta-adrenérgicos y vasodilatadores. Los medicamentos que más se recetan son los antihipertensivos. Pero, desgraciadamente, pueden conllevar efectos secundarios.

Todos los pacientes con hipertensión deberían cambiar tanto su dieta como su estilo de vida. Si se siguieran estas directrices, la mayoría de los pacientes verían cómo se reduce su presión arterial.

Si no se controla la hipertensión, las arterias se pueden endurecer (ateromatosis), puede fallar el corazón y se puede llegar a una enfermedad coronaria o una apoplejía.

Tratamiento de aromaterapia

La aromaterapia puede tener un profundo efecto en la presión arterial, aunque es fundamental un cambio en la dieta y el estilo de vida. Los aceites esenciales ayudan a conseguir una relajación profunda y a reducir del estrés, algo particularmente valioso.

Baños

Los baños diarios con aceites esenciales son altamente terapéuticos. Aceites esenciales particularmente útiles son la **man-
zanilla**, la **salvia**, el **incienso**, el **geranio**, el **ajo**, el **enebro**, la **lavanda**, el **limón**, la **mejorana**, el **neroli**, la **rosa** y el *ylang ylang*.
Las combinaciones sugeridas son:

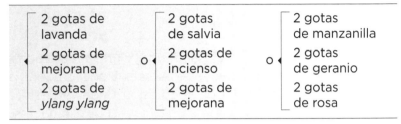

2 gotas de lavanda		2 gotas de salvia		2 gotas de manzanilla
2 gotas de mejorana	o	2 gotas de incienso	o	2 gotas de geranio
2 gotas de *ylang ylang*		2 gotas de mejorana		2 gotas de rosa

Si se necesita una acción limpiadora y desintoxicante, por
ejemplo durante una dieta, usa dos gotas de hinojo, dos gotas de enebro y dos gotas de limón.

Aromamasaje

El aromamasaje una vez a la semana es muy valioso para
reducir la presión arterial. Si se hace a intervalos regulares,
los efectos son muy patentes y seguramente se reducirá la
presión arterial durante varios días después del tratamiento.
El masaje debería ser suave y relajante, siempre en direc-
ción al corazón. Éstas son las fórmulas recomendadas:

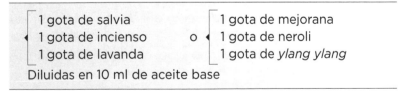

1 gota de salvia		1 gota de mejorana
1 gota de incienso	o	1 gota de neroli
1 gota de lavanda		1 gota de *ylang ylang*
Diluidas en 10 ml de aceite base		

Para un tratamiento de aromaterapia desintoxicante:

2 gotas de enebro
1 gota de limón
Diluidas en 10 ml de aceite base

Contraindicaciones

El **hinojo** debería evitarse durante el embarazo, y las personas epilépticas deberían usarlo poco. La **mejorana** también se debe evitar en el embarazo, aunque es poco probable que se produzca una reacción adversa. Y hay que evitar la luz del sol directa después de aplicar **limón**.

Dieta

La dieta debería ser pobre en sal, azúcar y grasas saturadas, ya que los efectos (negativos) de estas sustancias sobre la presión arterial están bien documentados. Cada vez somos más conscientes de los peligros de la sal, y por ello ha descendido la compra de ésta, pero es importante ser consciente de la sal que hay en la comida procesada y preparada. El azúcar también está en muchos alimentos. Incrementar el consumo de ácidos linoleicos, que se encuentran en los aceites vegetales de los países mediterráneos (donde la incidencia de la hipertensión es menor) conlleva una acción enormemente hipotensora. La carne roja y grasa también puede aumentar la presión arterial.

Se recomienda, pues, una dieta completa que contenga mucha fruta, verdura, ajo y fibra, en especial los copos de avena.

La conexión entre la obesidad y la hipertensión hace tiempo que se descubrió, y la reducción del peso llevará, asimismo, a una reducción de la presión arterial. Probablemente, reducir peso sea más efectivo que tomar medicamentos antihipertensivos.

La cafeína, el alcohol y el tabaco también deben eliminarse de la dieta tanto como sea posible. Parece ser que 200 mg de cafeína (aproximadamente, tres tazas de café solo) producen un aumento temporal de la presión arterial en algunas personas. Un consumo excesivo de alcohol produce un aumento significativo de la presión arterial en algunas personas. Y también está bien documentado que el tabaco contribuye a la hipertensión. El ajo posee excelentes cualidades hipotensoras. Deberías tomar varios dientes de ajo (mejor crudos) cada día. La pimienta de Cayena también reduce la hipertensión, añade una cucharadita al día en la comida si no tienes úlcera estomacal. También se ha demostrado una conexión entre altos niveles de plomo en el agua y la hipertensión, así que compra un buen filtro de agua.

Estos suplementos se consideran muy útiles:

- Calcio: 1 g al día.
- Magnesio: 500 mg al día.
- Vitamina C: 1 g al día.
- Vitamina E: 200 UI al día.
- Cápsulas de ajo: aunque es preferible tomar el ajo en crudo.

Es vital reducir el estrés y se recomienda hacer ejercicios de respiración profunda, además de tratamientos de aromaterapia con regularidad. Todo ello ayudará a aliviar la ansiedad enormemente. Practicar ejercicio de forma regular también ayuda a reducir los estados de hipertensión. Pero sólo debes realizar un programa de ejercicios bajo supervisión médica.

Las **bayas de espino** y el **muérdago** poseen un efecto regulador en la presión arterial, pero sólo deben tomarse bajo la supervisión de un médico especialista en plantas.

Hipotensión

La hipotensión es mucho menos común que la hipertensión y se considera mucho menos seria. Sin embargo, las personas con hipotensión crónica son más propensas a los mareos y desmayos, debido a la interrupción momentánea del aporte de sangre al cerebro. También suelen sentirse fatigadas y con frío. Pueden provocar hipotensión la anemia, la hipoglucemia (falta de azúcar en la sangre), la malnutrición o una menor actividad de la tiroides.

Tratamiento

Tratamiento ortodoxo

En el Reino Unido no se administran medicamentos para tratar la baja presión arterial, ya que no se considera peligrosa.

Tratamiento de aromaterapia

Los aceites esenciales como la **pimienta negra**, el **hisopo**, la **menta**, el **romero**, la **salvia** y el **tomillo** se pueden usar para aumentar la presión arterial.

Baños

Los baños diarios con las siguientes combinaciones de aceites esenciales son excelentes para estimular la circulación y ayudar a combatir la hipotensión:

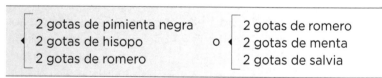

2 gotas de pimienta negra	2 gotas de romero
2 gotas de hisopo	2 gotas de menta
2 gotas de romero	2 gotas de salvia

Aromamasaje

El masaje estimulante ayuda a mejorar la circulación en general. Éstas son las combinaciones sugeridas:

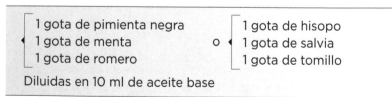

1 gota de pimienta negra	1 gota de hisopo
1 gota de menta	1 gota de salvia
1 gota de romero	1 gota de tomillo

Diluidas en 10 ml de aceite base

Contraindicaciones

Evitar durante el embarazo el **hisopo**, la **salvia** (en los primeros meses) y el **tomillo**. En casos de epilepsia, no usar excesivamente ni el hisopo ni la salvia. Evitar la **menta** si se está tomando una medicación homeopática.

Dieta

Evita la comida basura. Puede ser muy beneficiosa una dieta rica en proteínas, como las verduras de hoja verde, productos de soja, germen de trigo y patatas cocidas. Todo ello puede ayudar a recuperar la elasticidad de las arterias y normalizar la presión arterial.

Un especialista en plantas medicinales puede recetar **bayas de espino** o **muérdago**, pero no deben tomarse sin supervisión.

El **ginseng siberiano** también puede ayudar a normalizar la presión arterial.

Problemas de circulación

Los problemas de circulación son comunes. Considero que, como mínimo, el 25% de mis pacientes sufren de circulación deficiente. Esta dolencia afecta, particularmente, a las manos y los pies.

Síntomas:

- Hormigueo en los pies.
- Calambres en manos y/o pies.
- Úlceras en las piernas.
- Problemas cutáneos.
- Pérdida de memoria.

Tratamiento

Tratamiento de aromaterapia

Los aceites esenciales son extremadamente poderosos para estimular la circulación, hacen que los capilares se ensanchen y pueda pasar por ellos un mayor volumen de sangre. Los aceites más efectivos son: **benjuí**, **pimienta negra**,

eucalipto, **ajo**, **geranio**, **jengibre**, **enebro**, **limón**, **mandarina**, **mejorana**, **romero**, **salvia** y **tomillo**.

Baños

Puedes añadir al baño (seis gotas) algunos de los aceites esenciales del passado anterior. Los baños de pies y manos también son revitalizadores de la circulación. Si eres valiente, intenta meter los pies en barreños de agua caliente y fría alternativamente.

Aromamasaje

El masaje diario de manos y pies mejora la circulación de una forma espectacular. Los pacientes que reciben con regularidad tratamientos de aromaterapia ven cómo su circulación mejora notablemente. Éstas son las fórmulas sugeridas:

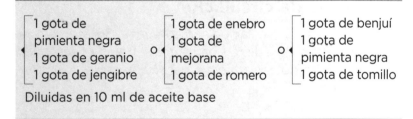

1 gota de pimienta negra 1 gota de geranio 1 gota de jengibre	o	1 gota de enebro 1 gota de mejorana 1 gota de romero	o	1 gota de benjuí 1 gota de pimienta negra 1 gota de tomillo

Diluidas en 10 ml de aceite base

Contraindicaciones

Durante el embarazo, deberían evitarse la **salvia** (los primeros meses) y el **tomillo**. Las personas epilépticas deben evitar el uso de la salvia en exceso, y tampoco conviene usarla en madres que amamantan a su bebé.

Dieta

Una dieta sana es esencial, así como tomar mucho ajo y una cucharadita de pimienta de Cayena esparcida en la comida diaria. Los suplementos aconsejados son los siguientes:

- El gingko biloba, que mejora la circulación hacia la cabeza, pies y manos.
- Vitamina C, que refuerza los capilares.
- Vitamina E.
- Cápsulas de ajo, aunque es preferible tomar el ajo crudo.

Otros tratamientos

Ejercicio

El ejercicio es vital para mejorar la circulación. Rebotar sobre un minitrampolín es particularmente efectivo, así como saltar a la comba, aunque un paseo activo cada día será suficiente.

Reflexología

La reflexología también es excelente para mejorar los problemas de circulación. Y es particularmente recomendable para aquellas personas que no puedan hacer ejercicio.

Varices

Las varices son venas dilatadas y tortuosas en las piernas que afectan cuatro veces más a las mujeres que a los hombres. Casi el 50% de los adultos de mediana edad sufre de varices, siendo las venas que están justo debajo de la piel, en las piernas, las más frecuentemente afectadas. Si las válvulas venosas profundas o las que hay entre las que están más profundas y las superficiales son incompetentes, la sangre se filtra del sistema profundo al superficial, con lo que se producen las varices.

Estar durante largos períodos de pie y/o llevar pesos, el embarazo, la obesidad, la debilidad genética o las venas dañadas, así como el aumento de las tensiones y el estreñimiento pueden llevar al desarrollo de venas varicosas.

Si la vena en cuestión está cerca de la superficie, las varices no se consideran dañinas, aunque visualmente pueden causar mala impresión.

N. B. Si una vena varicosa se rompe, produce una pérdida de sangre considerable. Aplica un poco de presión y levanta las extremidades para detener el sangrado, pero *nunca* uses un torniquete.

Síntomas

- Cansancio, pesadez, sensación de dolor en la parte baja de las piernas que aumenta a medida que transcurre el día, especialmente si se está de pie.
- Dolor en las varices.
- Hinchazón del tobillo y picores en la piel (debido a la fuga de glóbulos rojos).
- Pigmentación y ulceración de la piel.
- Calambres en las piernas estando estirado.

Tratamiento

Tratamiento ortodoxo

Se suelen recetar medias ajustadas, así como inyecciones y varios procedimientos quirúrgicos, incluyendo la extirpación venosa.

Tratamiento de aromaterapia

El objetivo principal de la aromaterapia es mejorar el tono general venoso y fortalecer el aparato circulatorio.

Baños

El **ciprés** en particular, el **geranio** y el **limón** son los tres aceites esenciales que normalmente elijo para el tratamiento de las varices. Otras alternativas pueden ser la **pimienta negra**, el **ajo**, el **jengibre**, el **enebro**, la **lavanda**, la **menta**, el **romero** y el **sándalo**. Toma baños diarios usando un aceite base o una combinación de varios de los que acabamos de citar. Quizá necesites varios meses hasta que la mejora sea evidente. Éstas son las fórmulas sugeridas:

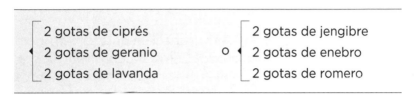

2 gotas de ciprés
2 gotas de geranio
2 gotas de lavanda

o

2 gotas de jengibre
2 gotas de enebro
2 gotas de romero

Aromamasaje

Realiza un aromamasaje *extremadamente suave* sobre el área de las venas varicosas, frotando desde el tobillo hasta el muslo. Haz el masaje especialmente *por encima* de la zona afectada de la vena. Puedes añadir aceites esenciales a una crema para piel pura y orgánica y aplicarlo diariamente. Aplica la crema suavemente sobre la zona afectada. Las siguientes mezclas para masaje ayudan a prevenir y a aliviar las varices:

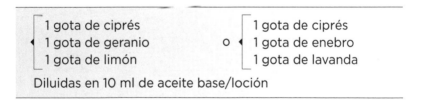

1 gota de ciprés
1 gota de geranio
1 gota de limón

o

1 gota de ciprés
1 gota de enebro
1 gota de lavanda

Diluidas en 10 ml de aceite base/loción

Contraindicaciones

Evita el limón antes de tomar el sol.

Dieta

Es muy importante para el tratamiento y la prevención de las varices seguir una dieta rica en fibra. Las personas que toman una dieta pobre en fibra, rica en alimentos refinados, tienen tendencia al estreñimiento, lo cual incrementa la presión en el abdomen y obstruye el flujo de sangre a las piernas. Este incremento de la presión debilita la pared de la vena, lo que lleva a la formación de venas varicosas y/o hemorroides. Una dieta rica en fibra asegura que las heces sean blandas y que circulen con facilidad sin sobreesfuerzo.

Incluye mucho ajo en la dieta (especialmente crudo) para mejorar el aparato circulatorio. Come mucha fruta fresca, verdura, legumbres y cereales, y especialmente alimentos como zarzamoras, grosellas negras, cítricos, cerezas, piñas, fresas, pimientos crudos y verduras de hojas verdes. Las bayas te ayudarán a reducir la fragilidad de los capilares e incrementar el tono muscular de las venas.

Obviamente, debes evitar la comida basura, así como el té fuerte y el café.

Suplementos recomendables:

- Gingko biloba para mejorar la circulación.
- Vitamina C para reforzar los capilares.
- Vitamina E.
- Cápsulas de ajo, aunque es preferible tomar el ajo crudo.

Otros tratamientos

Descanso

Descansa estirado con las piernas en alto como mínimo 15 minutos cada día para mejorar el drenaje y aliviar la incómoda sensación de dolor. La mejor posición es estirarse en el suelo con las piernas y los pies sobre una silla.

Ejercicio

Evita estar en un único lugar durante períodos prolongados de tiempo. Caminar, ir en bicicleta y nadar son maneras de hacer ejercicio muy recomendables.

Aceites para otros problemas circulatorios

Los siguientes aceites esenciales se pueden aplicar usando cualquiera de los métodos señalados en el capítulo 3. Son particularmente recomendables los baños diarios, los baños de pies o manos en combinación con masajes de aromaterapia.

Arteriosclerosis

Pimienta negra, ajo, jengibre, enebro, limón y romero.

Colesterol alto

Ajo, geranio, enebro y romero.

Congestión linfática

Pimienta negra, madera de cedro, manzanilla, ciprés, hinojo, geranio, enebro, lavanda, romero, salvia y tomillo.

Fiebre

Bergamota, pimienta negra, manzanilla, eucalipto, jengibre, enebro, lavanda, mejorana y menta.

Meningoencefalitis

Bergamota, ciprés, manzanilla, lavanda, limón, romero, sándalo, árbol de té y tomillo.

Palpitaciones

Manzanilla, ajo, lavanda, mandarina, melisa, neroli, rosa, romero y tomillo.

Potenciador del sistema inmunitario

Manzanilla, lavanda, limón, árbol de té y tomillo.

Purificadores de la sangre

Ciprés, eucalipto, hinojo, pomelo, enebro, limón y rosa.

Sabañones

Limón.

Tónico para el corazón

Benjuí, lavanda, mejorana, melisa (bálsamo de limón) y rosa.

6 La digestión

La aromaterapia es sin duda un gran aliado para aliviar los trastornos digestivos comunes.

Anorexia nerviosa (y bulimia)

La anorexia es más común en adolescentes que se obsesionan con su peso, la mayoría del sexo femenino. Muchas de estas chicas son de clase media y con una inteligencia superior a la media. La anorexia está aumentando y empieza también a afectar a los chicos.

Síntomas

- Rechazo persistente y activo a comer, a veces acompañado de vómitos provocados después de comer y abuso de laxantes.
- Alteraciones en la imagen corporal; los anoréxicos a menudo llevan ropa holgada para esconder su dolorosa delgadez.
- Amenorrea (pérdida de menstruación), pulso débil, descenso de la temperatura corporal, poco pecho, infertilidad.
- Estreñimiento.

- Pensamientos depresivos y obsesivos, baja autoestima, deseos de perfección.
- Obsesión con varias formas de ejercicio.

La **bulimia** es un síndrome relacionado con la anorexia. Las personas bulímicas se abalanzan sobre la comida y luego se provocan el vómito.

Sin tratamiento, la anorexia puede ser mortal.

Tratamiento

Tratamiento ortodoxo

Acudir a un psiquiatra. Una terapia basada en medicamentos como los antidepresivos y tranquilizantes. Ingresar en un hospital para conseguir un peso correcto y, en casos graves, administrar alimentación por sonda nasogástrica.

Tratamiento de aromaterapia

Cuando la persona anoréxica puede aceptar el hecho de que necesita un tratamiento, la aromaterapia puede tener un éxito enorme. Junto con ésta, deberían usarse la psicoterapia o algunos consejos. El objetivo principal del tratamiento es mejorar el estado psicológico de la persona anoréxica. Hay que desarrollar una relación de confianza para que la situación mejore.

Baños

Los siguientes aceites esenciales ayudan a aliviar la depresión, favorecen el optimismo y mejoran la autoestima: **bergamota**, **manzanilla**, **salvia**, **incienso**, **jazmín**, **lavanda**, **neroli**, **rosa** e *ylang-ylang*.

La **bergamota** y el **hinojo** pueden usarse para ayudar a regular el apetito. El **enebro** ayudará a limpiar la mente de pensamientos negativos e irracionales, y los de baja autoestima. Para recuperar el ánimo, usa la **pimienta negra**, el **hinojo**, el **enebro**, la **lavanda**, la **mejorana**, la **melisa**, la **mirra**, la **menta**, la **rosa**, la **salvia** y el **tomillo**.

Para potenciar los niveles de energía y combatir los sentimientos de «bajón», **pimienta negra, menta, romero, salvia** y **tomillo** son de gran ayuda.

El estreñimiento se puede tratar con **pimienta negra, hinojo, jengibre, limón, mandarina, mejorana, rosa, romero** y **salvia**.

Fórmulas sugeridas:

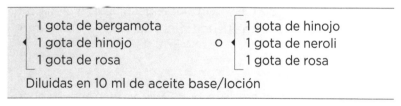

⌈ 3 gotas de
bergamota
◀ 2 gotas de   ○◀
hinojo
⌊ 1 gota de rosa

⌈ 2 gotas de
pimienta negra
2 gotas de enebro ○◀
2 gotas de
⌊ neroli

⌈ 2 gotas de
bergamota
2 gotas de
mandarina
⌊ 2 gotas de jazmín

Aromamasaje

Haz una sesión de aromamasaje semanalmente. Cuando avance el tratamiento, anima a la persona anoréxica a utilizar algunas técnicas de automasaje. Es una terapia excelente y permite que el paciente esté en contacto con su cuerpo y aprenda a quererse y apreciarse a sí mismo. Genera un sentimiento de mimo y restablece la autoestima y la confianza en uno mismo. Éstas son las fórmulas recomendadas:

⌈ 1 gota de bergamota
◀ 1 gota de hinojo   ○◀
⌊ 1 gota de rosa

⌈ 1 gota de hinojo
1 gota de neroli
⌊ 1 gota de rosa

Diluidas en 10 ml de aceite base/loción

Para el estreñimiento, debería hacerse un masaje en el abdomen en el sentido de las agujas del reloj, y se sugiere la siguiente fórmula:

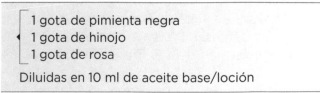

⌈ 1 gota de pimienta negra
◀ 1 gota de hinojo
⌊ 1 gota de rosa

Diluidas en 10 ml de aceite base/loción

Contraindicaciones

Evita durante el embarazo el **hinojo**, la **salvia** (en los primeros meses) y el **tomillo**. Las personas epilépticas no deberían usar hinojo o salvia en exceso.

Dieta

Para ganar peso, la persona anoréxica debería comer poco pero a menudo y, básicamente, comidas ricas en nutrientes. La fruta y la verdura probablemente no supondrán una amenaza para la persona anoréxica, ya que tienen fama de adelgazar. Los frutos secos y otras formas de proteínas son necesarios para fortalecer el cuerpo. Los suplementos de cinc ayudan a devolver el apetito y trabajar en los síntomas psicológicos. También son de mucha ayuda las vitaminas B y C, el calcio y el magnesio.

Candida

Candida albicans, un tipo de levadura, está presente en todos nosotros. Normalmente, la levadura vive sin causar ningún daño en el aparato digestivo. Sin embargo, si la levadura se multiplica y crece demasiado puede desplazarse al aparato urogenital, y a los sistemas endocrino, nervioso e inmunitario.

Síntomas

- Candidosis (vaginal o la bucal), hinchazón, flatulencia, picores anales, problemas intestinales (estreñimiento y diarrea), ardor de estómago.
- Dolores de cabeza y migrañas.
- Fatiga y letargo.
- Depresión, irritabilidad, falta de concentración.
- Alergias y pocas defensas.
- Síndrome premenstrual y otras irregularidades menstruales.
- Problemas cutáneos: acné, sarpullidos, agrietamiento.

La causa principal de la *Candida* es la terapia prolongada de antibióticos, que destruye las bacterias «buenas» del organismo, especialmente en el aparato digestivo, y permite que la *Candida* crezca demasiado. Los anticonceptivos orales y los corticoesteroides también pueden facilitar la proliferación de *Candida*. Una persona con un sistema inmunológico débil también es susceptible de padecer la enfermedad.

Tratamiento

Tratamiento ortodoxo

Se conviene recetar medicamentos antihongos.

Tratamiento de aromaterapia

Los siguientes aceites esenciales son altamente efectivos a la hora de eliminar la *Candida*:

Manzanilla, **cinamomo**, **ajo**, **jengibre**, **lavanda**, **mirra**, **pachulí**, **romero**, **árbol de té**, **tomillo** y **milenrama**.

Baños

Los baños diarios o las aplicaciones locales son esenciales. Quizás necesites continuar con ellos durante varios meses antes de que la *Candida* esté bajo control. Éstas son las fórmulas recomendadas:

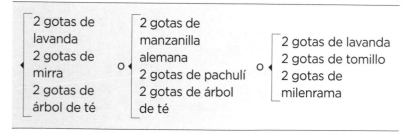

2 gotas de lavanda 2 gotas de mirra 2 gotas de árbol de té	o	2 gotas de manzanilla alemana 2 gotas de pachulí 2 gotas de árbol de té	o	2 gotas de lavanda 2 gotas de tomillo 2 gotas de milenrama

Estos aceites esenciales también se pueden usar en un baño de asiento si el problema principal es el afta vaginal.

Gárgaras

Para la candidosis bucal, añade dos gotas de cualquiera de los aceites esenciales citados en un vaso de agua y haz gárgaras varias veces al día.

Aromamasaje

Aunque las aplicaciones locales ya descritas son muy valiosas, el aromamasaje también es recomendable.

Haz un masaje abdominal para equilibrar el estreñimiento y la diarrea. Si el estreñimiento es el problema principal, se recomiendan **pimienta negra**, **jengibre**, **romero** y **tomillo.** Si el problema es la diarrea, entonces va bien la **manzanilla**, el **pachulí** y la **milenrama.**

Para los dolores de cabeza y las migrañas, **manzanilla, lavanda** y **menta** ayudarán a aliviar el problema.

El árbol de té, la **lavanda**, el **limón**, el **sándalo** y la **milenrama** potenciarán el sistema inmunitario. La fatiga y el aletargamiento, que a menudo se asocian con *Candida*, responderán bien al **jengibre**, el **romero**, el **árbol de té** y el **tomillo.**

La falta de concentración y la pérdida de memoria se beneficiarán de estos aceites esenciales: **albahaca**, **menta** y **romero.**

Yogur

> 1 gota de manzanilla
> 1 gota de mirra
> 1 gota de árbol de té
>
> Añadidas a un yogur «bio»

Aplica el yogur mezclado a la zona vaginal procurando que entre en la vagina. También se puede empapar un tampón en la mezcla de yogur e insertarlo en la vagina dos veces al día.

Contraindicaciones

Durante el embarazo, se debe evitar la **mirra**, la **salvia** (los primeros meses) y el **tomillo**. No usar mucho la salvia en casos de epilepsia. Evitar el **limón** antes de tomar el sol.

Dieta

La dieta debería estar exenta de cualquier tipo de azúcar refinado, incluidos los zumos de fruta y la miel, ya que los altos niveles de azúcar permiten el sobrecrecimiento de *Candida*. Deben evitarse alimentos que contengan o que se hayan hecho con levadura, así como los que contengan moho, como las setas y quesos mohosos. Y, bajo supervisión médica, los antibióticos también deberían ser eliminados en la medida de lo posible.

Hay que comer mucho yogur ecológico y desnatado, ya que regulará las bacterias «buenas», así como ajo y jengibre, dado que son antifúngicos. El cinamomo, el romero y el tomillo también destruyen las bacterias.

Puedes tomar suplementos como acidofílicos para reemplazar las bacterias buenas y el ácido caprílico para impedir que crezca la levadura. El hierro y el cinc también pueden ser de ayuda.

Estreñimiento

El estreñimiento se puede definir como la dificultad para expulsar los sólidos o hacerlo de manera poco frecuente. Algunas de las causas más frecuentes del estreñimiento son:

- Una dieta pobre (rica en alimentos refinados y bajos en fibra) y una insuficiente ingesta de líquidos.
- Poco ejercicio o reposo en cama prolongado.
- Abuso de medicamentos, como enemas o laxantes, antibióticos, antiácidos, esteroides, calmantes, antidepresivos y diuréticos.

Tratamiento

Tratamiento ortodoxo

El médico puede recetar laxantes o supositorios, además de aconsejar sobre la dieta. Los enemas pueden ser ocasionalmente necesarios.

Tratamiento de aromaterapia

Hay muchos aceites esenciales que pueden ayudar a aliviar el estreñimiento: **pimienta negra, cardamomo, cinamomo, hinojo, jengibre, enebro, limón, mejorana, pachulí, rosa, romero, salvia** y **tomillo**.

Baños

Puede ser beneficioso tomar baños diarios con cualquiera de los aceites anteriormente citados.

Aromamasaje

El aromamasaje del abdomen es, con mucho, el tratamiento de aromaterapia más efectivo para el estreñimiento. Hazlo dos veces al día cuando el problema sea crónico. Cuando hay dificultad de evacuación se puede hacer siempre que sea necesario.

Comienza en la parte inferior derecha del abdomen, trabajando de manera ascendente en el colon usando los tres dedos centrales y masajeando con suavidad, con movimientos circulares y pequeños. Sigue con el abdomen para estimular la parte transversal del colon y, para completar el masaje, sigue por el colon hacia abajo por el lado izquierdo (puedes hacer estos movimientos en el baño así como con una mezcla de masaje). Pero *nunca* deberías experimentar molestias extremas.

Algunas de las mejores combinaciones de aceites esenciales son:

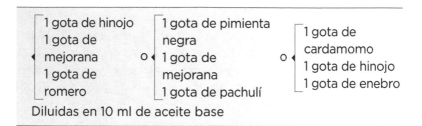

1 gota de hinojo 1 gota de mejorana 1 gota de romero	1 gota de pimienta negra 1 gota de mejorana 1 gota de pachulí	1 gota de cardamomo 1 gota de hinojo 1 gota de enebro

Diluidas en 10 ml de aceite base

Aunque el estreñimiento puede tener causas físicas, como una dieta pobre y la falta de ejercicio, puede tener una causa emocional no manifestada conscientemente. Para estas personas es muy valioso realizar tratamientos de aromaterapia en todo el cuerpo para favorecer que toda la carga emocional se desvanezca y así reducir el estrés, la ansiedad y los traumas. Las siguientes combinaciones funcionan tanto a nivel físico como emocional y espiritual:

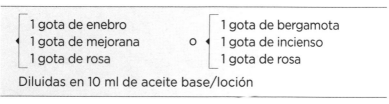

1 gota de enebro 1 gota de mejorana 1 gota de rosa	1 gota de bergamota 1 gota de incienso 1 gota de rosa

Diluidas en 10 ml de aceite base/loción

Contraindicaciones

No usar **hinojo**, **mejorana**, **salvia** o **tomillo** en exceso durante el embarazo. Las personas epilépticas deben evitar el hinojo y la salvia. Y no usar **bergamota** antes de tomar el sol.

Dieta

Es vital realizar cambios en la dieta. Deberíamos comer más sano, y seguir una dieta rica en fibra para facilitar el tránsito intestinal. La fibra incrementa tanto la frecuencia como la cantidad de los movimientos intestinales. Deben consumirse mucha fruta y verdura, así como legumbres, cereales, frutos secos y semillas.

Bebe entre seis y ocho vasos de agua cada día. Si nunca reprimes tus ganas de defecar, nunca irás estreñido. Puedes usar hierbas laxantes para recuperar la actividad intestinal, pero no abuses de ellas. La cáscara sagrada la casia, la sen, las cáscaras de semilla de *psyllium* y el aloe vera se usan mucho como laxantes. Para estimular los intestinos puedes beber varias tazas de té de hinojo y jengibre al día.

El ejercicio regular también puede ayudar a aliviar el estreñimiento. Un paseo a paso ligero cada día es ideal.

Ardores y acidez de estómago/ indigestión

Estas dolencias pueden estar provocadas por varios factores:

- Exceso de comida y bebida, comer con rapidez y no masticando suficientemente.
- Demasiado estrés y tensión, lo que incrementa el ácido en el estómago.
- Una enfermedad subyacente; debes solicitar consejo médico si los síntomas persisten.

Síntomas

Una sensación de ardor y molestia en la parte superior del abdomen, que puede abarcar desde el esófago hasta la parte posterior de la boca.

Tratamiento

Tratamiento ortodoxo
Conviene recetar antiácidos, y si los síntomas persisten, es conveniente acudir al hospital para tomar bario.

Tratamiento de aromaterapia
Es necesario hacer cambios en la dieta, pero los aceites esenciales pueden aliviar la acidez y la indigestión. Estos aceites esenciales son muy adecuados: **albahaca**, **bergamota**, **pi-**

mienta negra, comino, cardamomo, manzanilla, semilla de zanahoria, coriandro, eneldo, hinojo, ajo, enebro, lavanda, limón, mejorana, menta, romero, salvia y menta verde.

Compresas

Puede ir muy bien aplicar una compresa caliente sobre el estómago, usando uno de los aceites esenciales anteriormente citados o una combinación de varios.

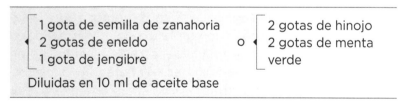

2 gotas de manzanilla
2 gotas de hinojo
2 gotas de limón

o

2 gotas de cardamomo
2 gotas de jengibre
2 gotas de menta verde

También puedes tomar té de eneldo, hinojo, limón, menta o menta verde. Pon una gota de estos aceites esenciales en un vaso de agua caliente a la que habrás añadido una cucharadita de miel. Otra idea es exprimir medio limón en un vaso de agua.

Aromamasaje

Para aliviar el malestar y el dolor, puedes aplicar una mezcla de aceites esenciales a la zona abdominal, debajo del tórax y alrededor de la garganta.

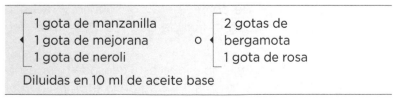

1 gota de semilla de zanahoria
2 gotas de eneldo
1 gota de jengibre
Diluidas en 10 ml de aceite base

o

2 gotas de hinojo
2 gotas de menta verde

Si la indigestión está provocada por la ansiedad y la preocupación, es necesaria otra combinación de aceites esenciales:

1 gota de manzanilla
1 gota de mejorana
1 gota de neroli
Diluidas en 10 ml de aceite base

o

2 gotas de bergamota
1 gota de rosa

Contraindicaciones

Evitar el **hinojo**, la **mejorana** y la **salvia** si se es epiléptico. Evitar la bergamota antes de tomar el sol. Y durante el embarazo, evitar el hinojo y la salvia (los primeros meses).

Dieta

Come despacio, mastica bien e intenta no comer demasiado. También evita los alimentos que forman demasiados ácidos, como galletas, pan, pasteles, productos lácteos, carne, pasta, azúcar, alcohol, café y té. Come alimentos de tipo alcalino, como fruta fresca, verduras y ensalada. Experimenta con mezclas de alimentos adecuadas, no mezclando hidratos de carbono y proteínas en la misma comida.

Intenta asegurarte de que las horas de la comida no sean estresantes y procura no comer tarde por la noche.

Obesidad

La obesidad se define como una enfermedad en la que el peso corporal es un 20% (o más) superior al peso ideal. Es un problema importante en nuestra sociedad que afecta, aproximadamente, a un tercio de los adultos de nuestro país. Esta enfermedad conlleva muchos efectos sobre la salud, incluyendo una reducción de la expectativa de vida, el aumento de la presión arterial y del colesterol, el riesgo de padecer enfermedades coronarias, diabetes en ancianos, problemas digestivos, artritis y problemas en las articulaciones al tener que soportar más peso, como en las rodillas o la cadera. Las personas obesas también experimentan traumas psicológicos, como baja autoestima, depresión, deseo desmesurado de comer para consolarse y rechazo social. ¡Nuestra sociedad demanda que todos seamos delgados!

Aunque ocasionalmente la obesidad está causada por desórdenes debidos a una escasa actividad en la tiroides, la mayoría de las personas son obesas porque comen más de lo que necesitan para mantener su nivel normal de actividad.

Tratamiento

Tratamiento de aromaterapia

A veces nos permitimos caprichos (las Navidades son un buen ejemplo) y por eso algunos aceites esenciales nos pueden ayudar a perder peso, como los siguientes: **pimienta negra, cardamomo, ciprés, hinojo, geranio, jengibre, pomelo, enebro, limón, pachulí, menta, romero** y **menta verde.**

El hinojo es, probablemente, el aceite más útil para ayudar a perder peso y tiene fama de quitar el hambre desde los tiempos de los griegos y los romanos. Los hombres comían hinojo para tener energía y apaciguar el hambre mientras estaban en marcha. Las mujeres comían hinojo para evitar ganar peso. En la Edad Media el hinojo era una hierba permitida en los días de ayuno. El aceite es desintoxicante y un excelente diurético que ayuda al cuerpo a deshacerse del exceso de fluidos.

La pimienta negra y el romero son potentes estimulantes y tónicos y, además, ayudan a aumentar el metabolismo. El enebro es un potente desintoxicador y también diurético. El ciprés, el pomelo y el limón también ayudan a limpiar el cuerpo y reducen el exceso de fluidos. El cardamomo, la menta y la menta verde facilitan la digestión.

Después de perder peso, la piel puede volverse flácida. Aceites esenciales como la **pimienta negra**, el **incienso**, la **lavanda**, el *lemongrass*, la **mandarina**, la **mirra**, el **pachulí** y el **romero** pueden ser de ayuda.

Hay que considerar siempre el estado psicológico de la persona obesa. Es vital el uso de aceites que levanten el ánimo para mejorar la autoestima y devolver la confianza y una mente positiva. Son especialmente valiosos aceites «lujosos» como el **jazmín**, la **rosa** y el **neroli**. Pero si la moral está muy baja entonces son aconsejables la **bergamota**, la **manzanilla**, el **geranio**, la **lavanda** y la **mandarina**.

iDesafortunadamente, los aceites esenciales no van a hacer desaparecer milagrosamente el exceso de peso! Por supuesto, deben usarse en combinación con una dieta adecuada.

Baños

Los baños de aromaterapia deberían estar *precedidos* por un cepillado de la piel en seco, que ayudará a acelerar el proceso de eliminación y abrirá los poros de la piel y el sistema linfático. También mejorará la circulación. Se debería hacer al menos una vez al día, frotando desde la periferia del cuerpo hacia el centro y el corazón. Éstas son las mezclas sugeridas para los baños para favorecer la desintoxicación y para combatir la retención de líquidos:

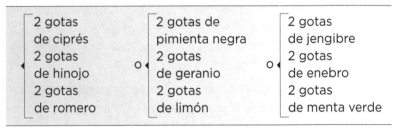

2 gotas de ciprés 2 gotas de hinojo 2 gotas de romero	o	2 gotas de pimienta negra 2 gotas de geranio 2 gotas de limón	o	2 gotas de jengibre 2 gotas de enebro 2 gotas de menta verde

Para aliviar la ansiedad y la depresión:

2 gotas de bergamota
2 gotas de geranio
2 gotas de rosa

Aromamasaje

El uso del aromamasaje ayudará a cambiar el concepto que la gente con sobrepeso tiene de sí misma, propiciando una imagen corporal positiva. Recibir un masaje con regularidad también ayudará a mejorar la apariencia de la piel y a estimular el tono muscular. Se recomienda un masaje completo a la semana, prestando una especial atención a las zonas «problemáticas». Algunas mezclas con las que puedes experimentar son:

2 gotas de bergamota 1 gota de hinojo ◀ 1 gota de rosa 2 gotas de geranio 1 gota de enebro Diluidas en 20 ml de aceite base	o ◀ 1 gota de ciprés 1 gota de jengibre 2 gotas de mandarina 1 gota de menta Diluidas en 10 ml de aceite base

Contraindicaciones

Evitar el **hinojo** durante el embarazo y en casos de epilepsia. No aplicar **bergamota** o **pomelo** antes de tomar el sol.

Dieta

Una dieta pobre en fibra y rica en hidratos de carbono refinados y grasas es la causa principal de obesidad en los países desarrollados. Evita ingerir grasas saturadas como la mantequilla, la manteca de cerdo y las grasas animales. Deja de comer alimentos ricos en azúcar, como las galletas, los pasteles y los caramelos. La dieta debe ser rica en fibra, que tiende a llenar pero no a engordar y tiene muchos nutrientes. La fruta, la verdura, las ensaladas, las legumbres y los cereales enteros son muy recomendables. Bebe té de diente de león, hinojo o jengibre, que te ayudarán a perder peso.

Es importante combinar una dieta saludable con un programa de ejercicios para conseguir los mejores resultados. Un paseo diario a buen ritmo, nadar e ir en bicicleta son actividades adecuadas.

¡Intenta tener paciencia! Si la pérdida de peso se consigue de forma gradual es más que probable que sea permanente. Si durante el primer mes se pierde poco o nada de peso, conviene consultar al médico para asegurarse de que no exista un problema de tiroides o de cualquier otro tipo que impida perder peso.

Aceites para otros problemas digestivos

Pueden aplicarse los siguientes aceites esenciales para cualquiera de los métodos señalados en el capítulo 3. Los masajes suaves en el abdomen y las compresas son particularmente efectivos para los trastornos digestivos.

Bazo

Pimienta negra, manzanilla, romero y tomillo.

Cólico

Albahaca, benjuí, bergamota, pimienta negra, comino, cardamomo, manzanilla, cinamomo, salvia, coriandro, eneldo, hinojo, incienso, ajo, jengibre, enebro, lavanda, limón, *lemongrass*, mandarina, mejorana, melisa (bálsamo de limón), mirra, menta, romero y menta verde.

Colitis

Bergamota, pimienta negra, cajeput, manzanilla, coriandro, hinojo, ajo, enebro, lavanda, *lemongrass*, neroli, menta, romero, menta verde y árbol de té.

Diabetes

Eucalipto, geranio y enebro.

Diarrea

Pimienta negra, cajeput, manzanilla, cinamomo, ciprés, eucalipto, ajo, geranio, jengibre, enebro, lavanda, limón, mandarina, mirra, neroli, niaouli, pachulí, menta, romero y sándalo.

Digestión lenta

Pimienta negra, cardamomo, coriandro, hinojo, jengibre, enebro, menta y menta verde.

Fístula (anal)

Lavanda.

Flatulencia

Albahaca, bergamota, comino, cardamomo, semilla de zanahoria, cinamomo, manzanilla, coriandro, eneldo, hinojo, jengibre, limón, mejorana, neroli, menta, romero, salvia, menta verde y tomillo.

Gastritis

Comino, manzanilla, lavanda, limón, melisa y sándalo.

Gastroenteritis

Albahaca, bergamota, cajeput, manzanilla, hinojo, ajo, geranio, lavanda, menta, romero, menta verde, árbol de té y tomillo.

Hígado

Zanahoria, manzanilla, ciprés, geranio, lavanda, limón, mandarina, menta, rosa, romero, salvia y tomillo.

Hipo

Albahaca, hinojo y mandarina.

Intoxicación alimentaria

Pimienta negra, hinojo, enebro, limón y menta.

Lombrices y parásitos intestinales

Bergamota, cajeput, comino, eucalipto, hinojo, ajo, geranio, enebro, lavanda, melisa, mirra, menta, romero, menta verde, árbol de té y tomillo.

Mareos de viaje

Lavanda, jengibre, menta y menta verde.

Náuseas/vómitos

Albahaca, pimienta negra, manzanilla, hinojo, jengibre, lavanda, mandarina, melisa, menta y menta verde.

Pérdida de apetito

Albahaca, bergamota, pimienta negra, comino, cardamomo, manzanilla, cinamomo, coriandro, hinojo, jengibre, enebro, limón, mirra, menta, salvia, menta verde y tomillo.

Resaca

Hinojo, enebro y romero.

Úlceras estomacales

Manzanilla, ajo, geranio, lavanda, limón, menta, romero y menta verde.

Vesícula biliar

Bergamota, zanahoria, manzanilla, geranio, lavanda, limón, menta, rosa y romero.

7 Piel y cabello

Los productos cosméticos comerciales contienen sustancias sintéticas, como conservantes, tintes y fragancias que pueden dañar la flora de tu piel y su «manto ácido» protector. Hacen que la piel envejezca, y que aparezcan las arrugas.

Los champús comerciales limpian hasta tal punto que el sebo natural del cuero cabelludo se elimina. Y como el equilibrio del cuero cabelludo se pierde, el cabello es incapaz de crecer como debería hacerlo. Los champús también contienen conservantes, productos químicos, tintes y fragancias que pueden penetrar en los folículos del cabello y entrar en el flujo sanguíneo. Y tanto los cosméticos como los champús que compramos valen mucho más que si los hiciésemos en casa de manera natural. Tanto los anuncios como el envasado son caros, y el fabricante, el distribuidor y el vendedor también han de conseguir un beneficio, por supuesto.

Los cosméticos hechos con aceites esenciales pueden mejorar y proteger tu belleza natural, y ya sabes exactamente lo que hay en ellos. También resulta muy satisfactorio y entretenido crear tus propios productos de aromaterapia, y puedes hacer estupendos regalos a tu familia y amigos.

Piel

¿Qué es lo que causa los trastornos cutáneos?

Los problemas cutáneos pueden ser provocados por una gran variedad de factores, tanto físicos como emocionales:

- Una dieta pobre.
- Oxígeno deficiente en habitaciones cerradas y demasiado calientes.
- Atmósfera contaminada.
- Contaminantes químicos.
- Intolerancia a ciertos alimentos, como los lácteos o la levadura.
- Desequilibrios hormonales.
- El tabaco.
- Las drogas.
- Cosméticos sintéticos.
- Estrés y problemas emocionales.
- Trabajar o hacer ejercicio al aire libre (al sol, con viento o lluvia).

A la hora de enfrentarnos a los problemas cutáneos la única solución real a largo plazo es intentar encontrar el problema de raíz del trastorno antes que intentar tratar los síntomas. A menudo es necesario un cambio en el tipo de vida y en los hábitos alimenticios, además de seguir un régimen con tus aceites esenciales. Nuestra piel es un espejo de nuestra salud interior.

Cuidados de la piel seca

La piel seca implica falta de humedad, ya que las glándulas sebáceas están inactivas y no producen suficiente sebo. La piel seca, desgraciadamente, es propensa a tener más arrugas que cualquier otro tipo de piel. Necesita ser «alimentada» diariamente con aceites nutritivos y protectores. Los aceites vegetales, junto con los aceites esenciales, son la mejor manera de prevenir la pérdida de humedad y activar las glándulas sebáceas.

Aceites base para pieles secas

Almendras dulces, aguacate, prímula nocturna, jojoba, semilla de albaricoque y de melocotón: todos ellos son aceites excelentes para la piel. Acuérdate de añadir una pequeña cantidad de aceite de germen de trigo para conservar tu aceite facial.

Aceites esenciales para pieles secas

Benjuí, semilla de zanahoria, manzanilla, incienso, geranio, jazmín, lavanda, neroli, palmarosa, rosa, madera de rosa, sándalo y vetiver.

Recetas sugeridas para hacer aceites faciales para pieles secas

Puedes elegir cualquiera de los aceites esenciales de la lista anterior y añadirlos a los aceites base que hayas escogido o a la loción humidificante. Sin embargo, también pueden serte útiles las siguientes recetas:

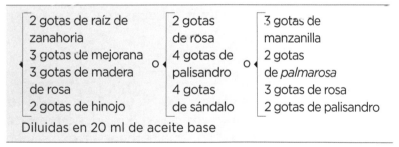

2 gotas de raíz de zanahoria 3 gotas de mejorana 3 gotas de madera de rosa 2 gotas de hinojo	o	2 gotas de rosa 4 gotas de palisandro 4 gotas de sándalo	o	3 gotas de manzanilla 2 gotas de palmarosa 3 gotas de rosa 2 gotas de palisandro

Diluidas en 20 ml de aceite base

Pon todos los ingredientes en una botella de color ámbar y agítala antes de usar. Nunca utilices agua y jabón para limpiar tu piel, ya que provocará más pérdida de humedad. Tu aceite facial será un limpiador adecuado.

Evita los baños de vapor calientes en la cara y máscaras faciales calientes si tienes la piel seca. Utiliza compresas tibias en su lugar para limpiar y humedecer la piel.

Compresas tibias para pieles secas

Calienta, aproximadamente, 40 cl de agua. Añade cuatro gotas de aceite esencial y remueve. Moja una toallita en la solución y póntela en la cara hasta que la compresa se enfríe. Se recomiendan las siguientes recetas:

1 gota de manzanilla 1 gota de neroli 1 gota de rosa	o	1 gota de semilla de zanahoria 1 gota de rosa 1 gota de sándalo

Este tipo de piel tampoco debería estar en contacto con todos aquellos cosméticos que contengan alcohol, ya que eliminarán aún más la humedad de la superficie de la piel.

Dieta

Come mucha fruta fresca y verdura, así como pescado rico en aceite. También pueden ser de ayuda la vitamina C, el aceite de prímula y el cinc.

Intenta evitar atmósferas secas y la luz del sol potente, el viento y tomar el sol. No fumes ni bebas en exceso y evita el estrés.

Cuidados de la piel grasa

La piel grasa está causada porque las glándulas sebáceas producen demasiado sebo. Los poros de la piel a menudo se bloquean y, por lo tanto, hay una tendencia a que salgan granos, puntos negros y acné. Las zonas que se ven más afectadas son la nariz, la barbilla y la frente. La piel grasa es más frecuente durante la pubertad, debido a los cambios hormonales que tienen lugar.

Los baños faciales al vapor y las compresas son muy efectivos en pieles grasas. Un baño al vapor facial limpiará los poros en profundidad, elimina las sustancias tóxicas y estimula la circulación. Debería realizarse una vez a la semana.

Baño al vapor facial para pieles grasas

Pon a hervir entre medio litro y un litro de agua y viértelos en un barreño. Añade, aproximadamente, seis gotas de aceite esencial. Agacha la cabeza sobre el barreño y cúbrela con una toalla. Deja que el vapor te empape la cara durante, aproximadamente, 10 minutos. Éstas son las recetas sugeridas:

2 gotas de ciprés		2 gotas de geranio
2 gotas de limón	o	2 gotas de romero
2 gotas de enebro		2 gotas de árbol de té
En un barreño de agua		

Las máscaras faciales también son muy beneficiosas para las pieles grasas. Limpian, estiran y dan vigor a la piel. El ingrediente más importante de una crema facial es la arcilla o algún tipo de tierra para eliminar las toxinas de la piel.

Máscara facial para pieles grasas

2 cucharadas soperas de tierra	1 cucharadita de agua
o arcilla	1 gota de ciprés
1 cucharadita de pulpa de limón	1 gota de enebro
1 cucharadita de miel	

Mezcla estos ingredientes hasta formar una pasta. Aplícala a la cara evitando los contornos de los ojos. Lleva la máscara hasta que se seque completamente. Con cuidado, límpiate la cara usando una toallita caliente y húmeda. Aplícate una mascarilla facial una vez por semana. Las pieles grasas también deberían tratarse con un aceite vegetal facial.

Aceites base para pieles grasas

Los aceites base adecuados son los de almendras dulces, pepitas de albaricoque, pepitas de melocotón, prímula, semillas de borraja y zanahoria.

Aceites esenciales para pieles grasas

Bergamota, madera de cedro, ciprés, incienso, geranio, enebro, lavanda, limón, palmarosa, naranja amarga y romero.

Recetas sugeridas para cremas faciales para pieles grasas

Elige cualquiera de los aceites esenciales de la anterior lista y añádelos al aceite base que hayas elegido. Sin embargo, las siguientes recetas son muy útiles:

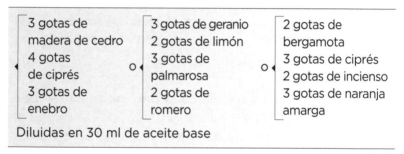

3 gotas de madera de cedro 4 gotas de ciprés 3 gotas de enebro	o	3 gotas de geranio 2 gotas de limón 3 gotas de palmarosa 2 gotas de romero	o	2 gotas de bergamota 3 gotas de ciprés 2 gotas de incienso 3 gotas de naranja amarga

Diluidas en 30 ml de aceite base

Pon todos los ingredientes en una botella de color ámbar y agítala bien. Puedes tratar los granos y los puntos negros individualmente con una gota de lavanda o árbol de té.

Dieta

Las pieles grasas empeoran con una dieta rica en alimentos grasos y azúcar. Come mucha fruta y verdura, así como fibra para evitar el estreñimiento, que hace que la piel grasa empeore. Evita el té, el café y los cigarrillos. El estrés también puede afectar a la piel.

El aceite de prímula y el cinc pueden ser muy útiles.

Cuidado de pieles normales

Tienes suerte si tienes una piel equilibrada, suave, con los poros abiertos, sin granos, ni manchas. Los niños normalmente tienen este tipo de piel, pero el resto de la gente hemos de cuidarnos mucho para conseguirla.

Siempre habrá momentos en que este fino equilibrio se rompa: problemas hormonales, enfermedades y dietas erráticas que pueden afectar al equilibrio.

Aunque las pieles normales no necesitan cuidados intensivos especiales, también debes cuidarlos. La piel normal se ha de lavar con jabón con un pH equilibrado o con ácidos suaves mezclados en agua caliente. Aplica una mascarilla facial una vez a la semana para asegurarte de que la piel continúa equilibrada.

Máscara facial para pieles normales

2 cucharadas soperas de arcilla o tierra
1 cucharadita de miel
1 cucharadita de jojoba o aceite de aguacate
1 gota de rosa
1 gota de geranio o palmarosa

Mezcla estos ingredientes hasta tener una pasta densa. Aplícala a la cara, evitando las zonas oculares. Relájate... Deja la mascarilla hasta que se haya secado. Luego, suavemente, lávala con agua caliente. Hazlo una vez a la semana.

La piel normal debería tratarse con un aceite facial al menos una vez al día para estimular y nutrir la piel.

Aceites base para pieles normales

Almendras dulces, pepitas de albaricoque, jojoba, pepitas de melocotón, aceite de prímula y aceite de zanahoria son todos adecuados.

Aceites esenciales para pieles normales

Manzanilla, incienso, geranio, lavanda, neroli, palmarosa, rosa y palisandro.

Recetas sugeridas para aceites faciales para pieles normales

Elige cualquiera de los aceites esenciales antes citados y añádelos al aceite (o aceites) base que hayas elegido. Las siguientes recetas serán de utilidad:

4 gotas de geranio		3 gotas de incienso
3 gotas de rosa	o	3 gotas de lavanda
3 gotas de palisandro		4 gotas de palmarosa
Diluidas en 30 ml de aceite base		

Ocasionalmente, también puede ser beneficioso un baño facial al vapor. Sigue los consejos dados para las pieles grasas, pero elige entre los aceites esenciales anteriormente citados.

Cuidado de pieles maduras/envejecidas

Al crecer, la piel se deteriora y aparecen las arrugas, ya que la piel va perdiendo elasticidad. Las pieles maduras necesitan humedad y oxígeno.

Aplicar un aromamasaje facial con regularidad ayuda mucho a prevenir y reducir las arrugas. Después de unos cuantos tratamientos podrás apreciar una mejora.

El masaje estimula la circulación local y, además, aporta buenos suplementos de oxígeno a las capas interiores de la piel. A medida que nos hacemos mayores, la división celular se frena y es recomendable utilizar los aceites esenciales para estimular el crecimiento celular (aceites citofilácticos). Puedes usar los aceites de aromaterapia para restablecer la humedad y tratar la sequedad de la piel.

Aceites base antienvejecimiento

Para las pieles maduras son excelentes algunos aceites base nutritivos, como el aguacate, la jojoba, el germen de trigo y las pepitas de albaricoque y melocotón.

Aceites esenciales para combatir el envejecimiento

Manzanilla, semilla de zanahoria, salvia, incienso, geranio, jazmín, lavanda, neroli, palmarosa, rosa y milenrama.

Recetas sugeridas para máscaras de aceites faciales para pieles envejecidas

Puedes elegir cualquiera de los aceites esenciales de la lista anterior y añadirlos al aceite o aceites base que hayas escogido. Sin embargo, te pueden servir las siguientes recetas:

3 gotas de semillas de zanahoria		4 gotas de geranio
3 gotas de incienso	o	3 gotas de palmarosa
4 gotas de neroli		3 gotas de rosa
Diluidas en 30 ml de aceite base		

Si ves que estos aceites son efectivos debes aplicártelos en la cara diariamente. Las pieles maduras se verán favorecidas por estas máscaras faciales, ya que limpian la piel de productos nocivos y así las células se renuevan más rápidamente.

Mascarilla facial para pieles envejecidas

Se recomienda la siguiente receta:

2 cucharaditas de almendras picadas
1 cucharadita de miel
2 cucharaditas de agua (o agua de rosa o agua de lavanda)

Mezcla los ingredientes y añade una gota de aceite esencial de rosa y una gota de incienso. Aplícatelo en la cara durante 10 o 15 minutos. Retíralo con suavidad.

Los baños de vapor faciales también son muy útiles para las pieles maduras para limpiar a fondo los poros y estimular la circulación. Sigue las instrucciones dadas para las pieles grasas, usando dos gotas de zanahoria, dos gotas de incienso y dos gotas de neroli.

Dieta

La nutrición adecuada es esencial para la piel. Intenta consumir sólo pequeñas cantidades de alcohol, té y café, ya que propician la aparición de arrugas. Evita los alimentos con demasiado azúcar y come mucha fruta y verdura.

El ejercicio te ayudará a incrementar la circulación y mejorar el tono muscular. Evita las temperaturas extremas.

Aceites esenciales para problemas cutáneos

Acné

El acné se produce sobre todo en la pubertad, pero puede afectar a personas ya adultas. Se debe a la hiperactividad de las glándulas sebáceas de la piel (que segregan aceite). El exceso de sebo provoca la proliferación de bacterias y los poros se bloquean, dando lugar a puntos negros y granos. Puede llegar a degenerar en cicatrices.

Aceites esenciales para limpiar las toxinas corporales

Geranio, enebro, limón y romero.

Aceites esenciales para reducir y curar las cicatrices

Zanahoria, incienso, *immortelle*, lavanda, mandarina y neroli.

Aceites esenciales para ayudar a que crezcan nuevas células

Zanahoria, incienso, lavanda, neroli, palmarosa, pachulí y palisandro.

Aceites esenciales para equilibrar y reducir el sebo

Salvia, ciprés, *elemi*, incienso, geranio, lavanda, *lemongrass* y milenrama.

Aceites esenciales como antiséptico y astringente
Bergamota, madera de cedro, mirto y milenrama.

Aceites esenciales para reducir la inflamación
Manzanilla, y milenrama.

Aplica una gota de lavanda o árbol de té sin diluir a cada uno de los granos. Límpiate la cara con un jabón con pH neutro o con ácidos equilibrados. Deberías hacer un baño facial al vapor dos veces a la semana. Los aceites faciales deberían aplicarse diariamente.

Evita comer alimentos refinados, dulces y grasos, y el tabaco, el alcohol, el té, el café y las bebidas azucaradas. Es muy recomendable comer mucha fruta y verdura, así como beber mucha agua. También son de ayuda la vitamina C, el cinc y el aceite de prímula, así como hacer ejercicio.

Alergias
La dieta, la polución y el estrés son causas importantes de las alergias. Es importante intentar identificar el elemento alérgico: comida, detergentes, cosméticos o la ropa de baja calidad.

Aceites esenciales útiles
Manzanilla, melisa y milenrama son tres de mis aceites favoritos que uso en el tratamiento del eccema. Sin duda, parece ser que reducen los picores. Otros aceites recomendables son: benjuí, geranio, lavanda, incienso, mirra y pachulí (para el eccema húmedo), rosa y sándalo (para el eccema seco).

A veces los aceites base pueden empeorar el eccema, así que es mejor mezclar los aceites esenciales con una crema de base orgánica no perfumada. Los aceites también se pueden aplicar en compresas frías. Y los baños también son altamente efectivos.

Pie de atleta

Esta enfermedad infecciosa fúngica, que produce grandes picores, se localiza en la zona de los dedos de los pies. La facilitan los ambientes cálidos y húmedos.

Aceites esenciales útiles

Lavanda, mirra, *lemongrass*, pachulí y árbol de té. Se recomienda hacer baños de pies diarios usando seis gotas de cualquiera de estos aceites. También puedes aplicar lavanda pura o árbol de té a las zonas afectadas.

Capilares rotos

La debilidad de los capilares puede degenerar en la aparición de pequeñas venas rojas, normalmente en las mejillas. Los capilares no están realmente rotos, pero sí debilitados y estirados. Las paredes capilares se supone que son elásticas y se alargan cuando la piel está caliente, y se encogen para volver a su estado original. Si pierden elasticidad, se dilatan y agrandan prematuramente, con lo cual acaban mostrando un aspecto colorado.

Un masaje facial suave puede ayudar a potenciar la contracción de las venas. Prueba con la siguiente fórmula durante unos meses:

---

3 gotas de manzanilla
3 gotas de semillas de perejil
4 gotas de rosa
Diluidas en 30 ml de aceite base

También pueden ser útiles el ciprés, el incienso, el neroli y el pachulí.

Para potenciar el tratamiento, evita las comidas con especias, el alcohol, el tabaco, la cafeína y el estrés. La vitamina C también puede ser beneficiosa.

Celulitis

La celulitis, a veces conocida como «piel de naranja», afecta sobre todo a las mujeres, en las pantorrillas, los muslos y el trasero. Parece ser que tiene que ver con las hormonas. Se caracteriza por congestión linfática, retención de líquidos, incremento de los tejidos grasos y, a menudo, mala circulación.

La aromaterapia, a la vez que el ejercicio y una nutrición adecuada, es un tratamiento bastante efectivo para la celulitis, si uno persevera. El objetivo del tratamiento es estimular el sistema linfático, equilibrar las hormonas y reducir la retención de líquidos. Los siguientes aceites esenciales pueden ser de ayuda:

Aceites esenciales para reducir los líquidos

Ciprés, hinojo, pomelo, enebro, limón, *lemongrass*, romero, sándalo, tomillo.

Aceites esenciales para estimular la circulación y desintoxicar el sistema linfático

Albahaca, benjuí, pimienta negra, madera de cedro, ciprés, hinojo, jengibre, pachulí, romero y salvia.

Aceites esenciales para el equilibrio hormonal

Manzanilla, salvia, geranio, lavanda, rosa y salvia.

Plan de acción para la celulitis

1. Cepillar la piel seca diariamente. Frotar con movimientos hacia arriba por todo el cuerpo con un cepillo de pelo natural, prestando especial atención a las zonas afectadas. Esto desintoxicará y mejorará la circulación.

2. Báñate como mínimo una vez al día, eligiendo cualquiera de los aceites citados o usando una de las siguientes fórmulas:

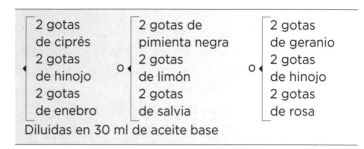

2 gotas de ciprés	2 gotas de pimienta negra	2 gotas de geranio
2 gotas de hinojo	o 2 gotas de limón	o 2 gotas de hinojo
2 gotas de enebro	2 gotas de salvia	2 gotas de rosa

Diluidas en 30 ml de aceite base

Después del baño, tómate una ducha fría.

3. Haz un masaje en la zona afectada dos veces al día, mañana y tarde, usando las siguientes fórmulas:

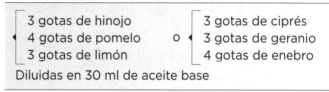

3 gotas de hinojo	3 gotas de ciprés
4 gotas de pomelo o	3 gotas de geranio
3 gotas de limón	4 gotas de enebro

Diluidas en 30 ml de aceite base

4. Presta atención a tu dieta. Elimina el té, el café y el alcohol y bebe sólo agua mineral y té de hierbas (el té de hinojo es excelente). Come mucha fruta y verdura frescas (crudas, si es posible). Evita el azúcar y los hidratos de carbono refinados, así como la comida salada. Evita también los productos lácteos de la vaca, y aumenta la ingesta de vitamina C, como mínimo 1 g diario.

5. Haz ejercicio cada día durante 20 minutos. Nadar e ir en bicicleta es lo ideal.

6. La relajación es vital, ya que el estrés puede afectar al equilibrio hormonal y la eliminación es menos eficiente.

Calenturas (herpes)

El herpes es el resultado de unas defensas bajas, estrés, temperaturas extremas y una luz del sol excesivamente fuerte. La causa es el virus llamado «herpes simple». Es importante aplicar los aceites esenciales cuando se aprecie alguna erupción. Moja un trozo de algodón en alguna de las siguientes soluciones y aplícatelo ligeramente varias veces al día:

2 gotas de bergamota 2 gotas de lavanda 1 gota de limón 3 gotas de árbol de té	o	2 gotas de manzanilla 1 gota de eucalipto 1 gota de melisa 2 gotas de árbol de té
Diluidas en 5 ml de aceite base		

El aceite puro de lavanda o árbol de té también se puede usar en las llagas. Toma al menos 1 g de vitamina C diariamente, 1 g de lisina y complejo de vitamina B. Come mucha fruta, verdura y cereales integrales.

Enfermedades infecciosas de la piel

Enfermedades como la varicela, la sarna y el sarampión nunca deben ser masajeadas. Usa seis gotas de cualquiera de los siguientes aceites en el baño: bergamota, lavanda, limón, romero y árbol de té.

Psoriasis

Esta enfermedad se caracteriza por la formación de manchas rojas cubiertas de escamas, y tiene lugar sobre todo en codos, rodillas, palmas de las manos, plantas de los pies y en la cabeza. Normalmente, la psoriasis es hereditaria, pero puede que no aparezca hasta la edad adulta. La causa se desconoce, aunque el estrés se considera un factor importante.

La psoriasis es una enfermedad difícil de tratar, pero normalmente responde a la aromaterapia.

Aceites esenciales para la psoriasis

Benjuí, bergamota, manzanilla, lavanda, niaouli y milenrama.

Cualquiera de estos aceites se puede mezclar con un aceite base o en una crema para la piel orgánica y pura (véase la página 25 para detalles sobre cremas).

Recetas sugeridas para la psoriasis

Selecciona cualquiera de los aceites esenciales de la anterior lista y añádelos al aceite o aceites base que hayas escogido. Pueden serte útiles las siguientes recetas:

1 gota de bergamota
3 gotas de manzanilla
3 gotas de lavanda
3 gotas de milenrama

Diluidas en 30 ml
de aceite base

o

2 gotas de benjuí
4 gotas de manzanilla
2 gotas de milenrama

Diluidas en 30 g de crema
orgánica y pura para la piel

Evita el tabaco y tomar alcohol y café. Son muy beneficiosos los zumos de fruta y el agua, así como también son recomendables las frutas y verduras (mejor en crudo) y comidas completas pero simples. Toma pescado rico en aceite, como la caballa, las sardinas y el atún. También son muy útiles las vitaminas A, complejo B, C, E, cinc y aceite de prímula. Tomar el sol con moderación también puede ayudar a la psoriasis. Nunca lleves ropa de fibra que no sea natural, como el poliéster o el nailon, en contacto con la piel.

Cabello

Igual que la piel es un reflejo de nuestra salud interior, lo mismo ocurre con el pelo. El estado de nuestro cabello depende, en buena medida, de una salud óptima y de la nutrición. Cambios hormonales, factores hereditarios, estrés, sobreexposición a los rayos ultravioleta y elementos químicos para permanentes, tintes y nebulizadores, contaminantes y medicamentos afectan a la salud de nuestro cabello. Y ésta también depende de la manera en que lo tratamos. Es vital cepillar el pelo a fondo, preferiblemente con un cepillo que no sea de nailon, para retirar el cabello viejo y muerto y estimular el crecimiento natural. Tenemos, aproximadamente, 100.000 pelos en el cuero cabelludo. Las personas rubias tienen más pelo, y también más fino, en comparación con las personas pelirrojas, que tienen menos cabello y más áspero. ¡Cada día aproximadamente perdemos 80 cabellos! Mi abuela solía decirme que debía cepillarme el pelo cien veces al día, y tenía razón: al cepillarnos masajeamos el cuero cabelludo, estimulamos la circulación y eliminamos el cabello viejo.

Los aceites esenciales son de mucho valor en el cuidado del cabello, porque pueden influir en las glándulas sebáceas y equilibrarlas. El sebo segregado por estas glándulas lubrifica y protege el cabello. Si estas glándulas van lentas y trabajan menos, el cabello se va secando y se deshidrata. Y a la inversa, si trabajan en exceso, el cabello se vuelve grasiento. Los aceites esenciales son beneficiosos para regular la producción de sebo en todo tipo de cabellos.

Lavado del cabello

Muchos champús comerciales contienen sustancias químicas y sintéticas que dañan el cuero cabelludo y los folículos capilares. Atacan el manto ácido del cuero cabelludo y eliminan los aceites protectores naturales del cabello. Por lo tanto, después de cada lavado, hay que aclarar el cabello con una sustancia acídica, como el zumo de limón o el vinagre de sidra de manzana orgánica. Esto limpiará los residuos del jabón y ayudará a restablecer el equilibrio ácido del cuero cabelludo.

Deberías evitar usar champús ásperos con ingredientes detergentes. Elige un champú natural suave que seguramente no atacará el manto ácido del cuero cabelludo. Incluso puedes hacerte tu propio champú usando la siguiente receta:

- 100 g de copos de jabón (disponible en algunas tiendas de salud y farmacias)
- 1 l de agua mineral

Pon a hervir el agua a fuego lento y añádele los copos de jabón, removiendo hasta que éstos se disuelvan. Deja que la mezcla se enfríe y viértela en una botella o una jarra.

Añade aceites base o aceites esenciales a esta base de champú, dependiendo de tu tipo de cabello.

Cabello normal (cabello sano)

El pelo normal no está ni demasiado seco ni demasiado grasiento, es fácil de peinar, fuerte, se renueva y brilla. Los siguientes aceites esenciales son útiles para mantener el cabello saludable.

Aceites esenciales para cabello normal

Manzanilla, zanahoria, geranio, lavanda, limón, perejil, romero y palisandro.

La manzanilla y el limón son particularmente efectivos para el pelo claro. La semilla de zanahoria es buena para los pelirrojos, y el romero y el palisandro potenciarán el pelo oscuro.

Recetas sugeridas para un champú para cabello normal

Escoge cualquiera de los aceites esenciales de la lista anterior y añádelos a tu base de champú. Te pueden ser útiles las siguientes recetas:

Pelo rubio:	Pelo oscuro:
3 gotas de semillas de zanahoria	4 gotas de semillas de zanahoria
8 gotas de manzanilla	4 gotas de limón
3 gotas de geranio	6 gotas de romero
5 gotas de limón	6 gotas de palisandro
Mezcladas con 100 ml de base de champú, y embotellar	

Aclarado para el cabello normal

1 copa de agua		
1 cucharadita de vinagre de sidra		
3 gotas de limón (pelo rubio)	o	3 gotas de romero (pelo oscuro)

Tratamiento acondicionador profundo del pelo normal y recetas

Una vez a la semana, el pelo normal debería ser nutrido con un tratamiento acondicionador profundo, particularmente si se lava con frecuencia o ha estado expuesto al sol, el viento o el cloro de una piscina.

Pelo oscuro:	Pelo rubio:
2 gotas de geranio	1 gota de semillas
2 gotas de romero	de zanahoria
2 gotas de palisandro	3 gotas de manzanilla
2 gotas de limón	

Mezcaldas con dos cucharadas de aceite de jojoba/almendras dulces o pepita de melocotón

Aplica un masaje en profundidad en el pelo y luego cubre la cabeza con un gorro de baño. Deja el aceite en la cabeza durante 2 horas o incluso toda una noche. Luego aplica un champú al pelo como haces siempre.

Cabello seco

El cabello seco está provocado por la inactividad de las glándulas sebáceas. El tratamiento de aromaterapia tiene como objetivo estimularlas para devolver al cabello su estado natural. El cabello seco siempre debería estar a resguardo del sol, el mar y las piscinas, que sólo agravarán la situación.

Aceites esenciales para cabellos secos

Zanahoria, manzanilla, geranio, lavanda, palmarosa, perejil, palisandro y sándalo.

Recetas sugeridas para hacer un champú para cabellos secos

Elige cualquiera de los aceites esenciales de la lista anterior y añádelos a la base de champú.

Las siguientes recetas te serán de utilidad:

4 gotas de semilla de zanahoria		5 gotas de geranio
4 gotas de lavanda		4 gotas de perejil
6 gotas de palmarosa	o	5 gotas de sándalo
6 gotas de *ylang ylang*		6 gotas de *ylang ylang*

Bien mezcladas con 100 ml de champú base y 1 cucharadita de aceite base de jojoba, aguacate o pepitas de melocotón y embotellar

Aclarado para cabellos secos

1 copa de agua
1 cucharadita de vinagre de sidra
3 gotas de sándalo o 3 gotas de *ylang ylang*

Mezcla estos ingredientes bien y añádelos a un barreño de agua que vas a usar en el aclarado final. Aclara el cabello a fondo.

Tratamiento acondicionador a fondo para cabellos secos y receta

Es esencial nutrir el cabello seco, que a menudo ha sido decolorado por elementos químicos y de otro tipo. El aceite de jojoba es particularmente efectivo para combatir el pelo seco y quebradizo y las puntas abiertas. Se recomienda la siguiente receta, que debería usarse al menos una vez a la semana:

2 cucharadas de aceite de jojoba	1 gota de perejil
1 gota de semillas de zanahoria	2 gotas de *ylang ylang*
2 gotas de geranio	

Aplica esta mezcla sobre el cuero cabelludo. Realiza un masaje a fondo y cubre el cabello con un gorro de baño o una bolsa de polietileno. Déjalo como mínimo un par de horas o incluso toda la noche, y luego aplica el champú y aclara como siempre.

Cabello graso

El cabello graso está provocado por una actividad excesiva de las glándulas sebáceas. Esta característica se agrava si se lava el pelo con champú comercializado demasiado a menudo, y cuanto más te lavas el pelo con estos productos, más empeora el problema. Si usas un champú suave, puedes lavarlo cada día.

Aceites esenciales para cabellos grasos

Bergamota, madera de cedro, salvia, ciprés, incienso, enebro, lavanda, limón, romero, tomillo y milenrama.

Receta sugerida para un champú para cabellos grasos

Elige cualquiera de los aceites esenciales de la lista anterior y añádelos a la base de champú. La siguiente receta puede serte de utilidad:

3 gotas de madera de cedro	4 gotas de salvia
4 gotas de ciprés	7 gotas de limón
2 gotas de milenrama	
Bien mezcladas con 100 ml de champú base y embotellar	

Aclarado para cabellos grasos

1 copa de agua
2 cucharaditas de vinagre de sidra (o zumo de limón)
2 gotas de limón
1 gota de tomillo

Mezcla los ingredientes bien y añádelos en tu aclarado final, asegurándote de tratar a fondo todo el cuero cabelludo.

Tónico capilar para cabellos grasos

Un tónico capilar es particularmente efectivo en cabellos grasos. Se aplica y se realiza un masaje, dejándolo toda la noche. Este tratamiento debería hacerse al menos una vez por semana y, si la enfermedad es aguda, dos o tres veces.

---

2 copas de agua mineral (o hervida)
2 cucharadas de vinagre de sidra de manzana o zumo de limón fresco
2 gotas de bergamota   2 gotas de salvia
3 gotas de ciprés   2 gotas de lavanda
1 gota de tomillo

Mezcla bien y embotéllalo. Frótalo en el cuero cabelludo.

Tratamiento y receta de acondicionador a fondo para cabellos grasos

El cabello graso necesita ser acondicionado una vez a la semana más o menos.

---

2 cucharadas de aceite de almendras dulces
2 gotas de bergamota   2 gotas de limón
2 gotas de ciprés   2 gotas de milenrama

Mezcla los ingredientes y realiza un masaje a fondo con el acondicionador en el cuero cabelludo. Cubre el pelo con un gorro de baño o una bolsa de polietileno. Déjalo durante 15 minutos. Luego aplica champú y aclara como siempre.

Dieta

Tu cabello reacciona a los alimentos que comes. Tu dieta te provee de todas las vitaminas y minerales necesarios para tener un pelo saludable, lleno de vida. Evita el café, el té, el alcohol, el tabaco, las grasas saturadas y el azúcar. Come mucha fruta y verdura fresca y ácidos grasos insaturados.

Protege tu cabello tanto como sea posible de la luz del sol fuerte, el mar y las piscinas con cloro. Si vas a pasar el día en la playa, estaría bien aplicarte un tratamiento acondicionador en profundidad. La calidez del sol aumentará los efectos del tratamiento.

Intenta estar lo más relajado posible. El estrés y la tensión pueden hacer que pierdas cabello.

Aceites esenciales para otros problemas capilares

Caspa

Albahaca, semilla de zanahoria, manzanilla, ciprés, eucalipto, pachulí, menta, romero, salvia y tomillo combaten bien la caspa. Úsalos en el champú, el aclarado y en aceites para el pelo. Asegúrate siempre de aclarar el pelo a fondo.

Pérdida de cabello

Los siguientes aceites esenciales deberían mezclarse con los productos capilares que utilizas para estimular el crecimiento del cabello: albahaca, manzanilla, madera de cedro, salvia, ciprés, incienso, geranio, jengibre, lavanda, menta, romero, tomillo y milenrama.

Piojos

Los siguientes aceites esenciales son efectivos: bergamota, eucalipto, geranio, lavanda, limón, romero y árbol de té.

Desgraciadamente, muchos niños pueden acabar con piojos al menos una vez en sus años escolares. Los aceites esenciales, añadidos a los champús, son un buen tratamiento preventivo. Añade también una gota de romero y otra de árbol de té al aclarado final.

Tratamiento para los piojos en los niños

2 cucharadas de aceites base	1 gota de lavanda
1 gota de limón	1 gota de romero
1 gota de árbol de té	

Mezcla los ingredientes bien, aplícalo al pelo y cúbrelo con un gorro de baño. Déjalo toda la noche para conseguir el máximo beneficio. Peina el pelo a fondo con un peine de púas finas disponible en farmacias, que sirve para quitar los piojos y las liendres que dejan. Aplica champú y aclara como siempre.

No te alteres si tu hijo tiene piojos. Todos los niños son vulnerables.

8 Remedios con aromas para la mujer

Amenorrea (ausencia de la menstruación)

La amenorrea es la ausencia o pérdida de la menstruación, y puede estar causada por multitud de factores, como la anorexia, dietas adelgazantes, ejercicio físico intenso (como en el caso de las atletas y las gimnastas), enfermedad de los ovarios o incluso problemas con la píldora anticonceptiva. Trastornos emocionales, como el estrés, un traumatismo y los cambios bruscos pueden derivar también en la amenorrea.

Tratamiento de aromaterapia

Si el problema se debe a una causa emocional, se debería resolver por sí mismo con el tiempo. Sin embargo, hay algunos aceites esenciales que favorecen el ciclo menstrual para restablecerlo.

Éstos son los aceites útiles: albahaca, zanahoria, manzanilla, salvia, ciprés, geranio, hinojo, hisopo, enebro, mejorana, mirra, perejil, menta, rosa, romero y tomillo.

Baños y baños de asiento

Elige cualquier combinación de los aceites citados y pon seis gotas en tu baño diario o intenta alternar con un baño de asiento. Recomiendo la siguiente mezcla:

2 gotas de salvia	2 gotas de ciprés
2 gotas de mejorana	1 gota de rosa

Aromamasaje

Las siguientes combinaciones de aceites esenciales deberían aplicarse como masaje en el abdomen y la parte baja posterior de la espalda diariamente durante más o menos un mes.

2 gotas de ciprés		1 gota de semillas de zanahoria
2 gotas de hinojo		2 gotas de geranio
2 gotas de enebro	o	1 gota de semillas de perejil
1 gota de mejorana		2 gotas de rosa

Diluidas en 20 ml de aceite base

Resulta beneficioso hacer un masaje de aromaterapia corporal completo con cada una de las mezclas sugeridas una vez a la semana si es el estrés el que ha inducido la amenorrea.

Contraindicaciones

No usar hinojo excesivamente en caso de epilepsia. La salvia, el hisopo y el tomillo también incrementan la presión arterial.

Dieta

Una dieta saludable es esencial para resolver los problemas de la amenorrea. Una vez se han tratado las dificultades menstruales, la menstruación debería volver a su ritmo habitual.

Dismenorrea (menstruación dolorosa)

La dismenorrea, o menstruación dolorosa, es un problema relativamente común y los síntomas pueden ir desde un ligero dolor a la sensación de violentos calambres que te obligan a quedarte en cama. Lo provocan los calambres de los músculos uterinos. Existen dos tipos de dismenorrea: la de calambres espasmódicos (un dolor agudo que a menudo aparece al principio de la menstruación) y la de los calambres congestivos (un dolor sordo que normalmente aparece antes de la menstruación).

Tratamiento de aromaterapia

Éstos son los aceites útiles: angélica, manzanilla, salvia, ciprés, hinojo, jazmín, enebro, lavanda, mejorana, melisa, menta, rosa y romero.

Baños

Te vendría bien experimentar con diferentes fórmulas para encontrar la combinación más adecuada, pero la siguiente puede serte de utilidad:

2 gotas de manzanilla	2 gotas de salvia
2 gotas de mejorana	

Compresas

Las compresas de aromaterapia son una de las mejores maneras de aliviar los dolores menstruales. Te puede ir bien cualquiera de los aceites anteriormente citados, ya que todos son antiespasmódicos. La lavanda y la menta son una excelente combinación (tres gotas de cada), al igual que la manzanilla y la mejorana. La salvia y la rosa también se pueden usar.

Aromamasaje

Es particularmente efectivo realizarlo en el abdomen o en la parte baja de la espalda. A veces el tratamiento osteopático puede aliviar la dismenorrea. Realiza un masaje en el abdomen diariamente con una de las siguientes mezclas:

2 gotas de salvia 2 gotas de ciprés 2 gotas de mejorana 1 gota de rosa	2 gotas de hinojo 2 gotas de enebro 1 gota de menta 1 gota de salvia

o

Diluidas en 20 ml de aceite base

Contraindicaciones

Evita el uso excesivo de hinojo y salvia en casos de epilepsia. La salvia puede incrementar la presión arterial.

Dieta

Es esencial seguir una dieta saludable, con mucha fruta y verdura, sin azúcar, ni alimentos refinados. Algunos suplementos son útiles, como el aceite de prímula, el calcio y el magnesio.

Endometriosis

Se trata de una enfermedad en la que grupos de células endometriales, que normalmente revisten el útero (el endometrio), aparecen y crecen fuera de éste, como en el ovario, las trompas de Falopio, la vesícula, los intestinos, los pulmones y en cualquier lugar. No está claro todavía cómo se desarrolla este problema.

Síntomas

La endometriosis afecta a millones de mujeres en todo el mundo (sin tener en cuenta que muchos casos de endometriosis permanecen sin diagnosticar durante años). ¡Es sorprendente que haya tan poco escrito sobre esto! Aunque los síntomas son variables, incluyen menstruaciones dolorosas, dolor en la ovulación y en las relaciones sexuales, fuertes y erráticas hemorragias, dolor a la hora de defecar u orinar, infertilidad, náuseas, ansiedad y depresión. El dolor puede ser absolutamente insoportable, con la persona que lo sufre retorciéndose en agonía.

Tratamiento

Se suelen recetar medicamentos como el Danozol, a base de testosterona, que tiene varios efectos secundarios desagradables. Quizá sea necesaria una laparoscopia para examinar el abdomen. A veces se requiere cirugía.

Tratamiento de aromaterapia

La aromaterapia es beneficiosa en algunos casos para aliviar el dolor y relajar a la persona. El estrés, sin duda, hace que el dolor empeore.

Aceites útiles son: bergamota, manzanilla, ciprés, geranio, lavanda, menta, rosa, salvia y milenrama.

Baños de asiento

Aunque los baños de aromaterapia son relajantes, los baños fríos y calientes de asiento están particularmente indicados en la endometriosis. El objetivo de este tratamiento es potenciar que las venas se contraigan y se dilaten. Para este método necesitarás dos barreños para lavarte (las bañeras de niño son también ideales). Llena un barreño con agua caliente y otro con agua fría. Siéntate en el barreño de agua caliente durante 10 minutos y luego 5 en el de agua fría. Repite este procedimiento dos o tres veces (quizá necesites añadir un poco más de agua caliente al baño caliente).

La siguiente mezcla se debe añadir sólo al baño caliente:

1 gota de manzanilla	1 gota de salvia
2 gotas de ciprés	2 gotas de geranio
1 gota de rosa	

Los baños de agua caliente y fría deberían realizarse diariamente. Si consideras que este método no es posible, entonces añade la mezcla a tu baño normal.

Aromamasaje

Realiza un masaje en el abdomen y la parte baja de la espalda cada día usando una de las siguientes fórmulas:

2 gotas de manzanilla		2 gotas de salvia
3 gotas de ciprés	o	3 gotas de geranio
2 gotas de milenrama		1 gota de rosa
Diluidas en 20 ml de aceite base		

Para obtener resultados, los baños de aromaterapia y los masajes diarios deberían realizarse durante varios meses. ¡Persevera!

Compresas

Alterna compresas calientes o frías para aliviar el dolor. La menta, la salvia y la lavanda son, probablemente, los aceites esenciales más efectivos. En un pequeño barreño de agua pon dos gotas de salvia, dos gotas de lavanda y dos gotas de menta. Empapa una toallita en la solución, exprímela y colócatela en el abdomen o la zona baja de la espalda (donde el dolor es más agudo).

Una compresa de menta también será útil en casos de náuseas.

Contraindicaciones

No usar hinojo o salvia en exceso en casos de epilepsia. La salvia puede aumentar la presión arterial. Evitar la menta si se está tomando medicación homeopática.

Dieta

Las mujeres que padezcan endometriosis deberían llevar una dieta saludable, hacer ejercicio y relajación. Evitar el estrés tanto como sea posible. El aceite de prímula puede ayudar a aliviar el dolor y los calambres.

Menopausia

La menopausia normalmente ocurre entre los 45 y los 55 años y significa el fin del ciclo mensual de la menstruación. Aunque algunas mujeres ven detenida su menstruación de manera abrupta, muchas experimentan un ciclo errático durante varios años antes de que cese la menstruación. Es un proceso gradual. Hoy día mucha gente considera la menopausia como una enfermedad, cuando de hecho es un estado normal del desarrollo de una mujer.

Síntomas

Los síntomas que se experimentan más comúnmente incluyen sofocos, sudoración nocturna copiosa, menstruación irregular con escasa o abundante hemorragia, mareos y desmayos, irritabilidad, insomnio, depresión, pérdida de memoria, dolores de cabeza, estreñimiento y sobrepeso, frío en manos y pies e incremento o disminución de la líbido; también, hipertensión y sequedad vaginal. Algunas mujeres llegan a perder cabello.

Es interesante constatar que las mujeres que viven estresadas o que llevan una vida física y sexualmente inactiva tienen muchos más problemas en la menopausia.

Tratamiento

Tratamiento ortodoxo

Consiste en una terapia hormonal sustitutiva. Aunque este tratamiento aumenta la densidad ósea (pero sólo cuando lo tomas), tiene efectos secundarios (puede producir hipertensión y sobrepeso, y se ha asociado con un incremento del riesgo de cáncer de mama y de útero). Hace falta que se investiguen más sus posibles efectos secundarios.

Tratamiento de aromaterapia

Mi consejo es probar aceites esenciales, ya que tienen un destacado efecto en la regulación hormonal. La aromaterapia, junto con una dieta correcta y un programa de ejercicios, puede ser una alternativa a la terapia hormonal sustitutiva. Se debería encarar la menopausia de una manera positiva en vez de con sentimientos de temor.

Aunque todas las mujeres experimentarán de manera diferente la menopausia, he visto que los siguientes aceites esenciales han sido útiles con mis pacientes: bergamota, manzanilla, salvia, ciprés, hinojo, incienso, geranio, jazmín, enebro, lavanda, limón, melisa, neroli, menta, rosa, romero, sándalo, hoja de violeta, milenrama e *ylang ylang*.

A nivel emocional, existen muchos aceites esenciales que pueden ayudar a aliviar la depresión y la irritabilidad de la menopausia. La bergamota es un aceite maravilloso que levanta el ánimo, así como la salvia, que proporciona una sensación de bienestar. La manzanilla es muy valiosa para aliviar la tensión nerviosa asociada con la menopausia. El ciprés no sólo apacigua la irritabilidad y el estrés, sino que es de mucha ayuda para las épocas de cambio, facilitando la transición.

A menudo se conoce la menopausia como «el cambio». El incienso permitirá a la mujer seguir adelante y disfrutar de la libertad y el regocijo que puede ofrecer el cese de la menstruación. El geranio es sedante y levanta el ánimo, y también es un equilibrador hormonal y de la piel. Los exquisitos aromas del jazmín, el neroli y la rosa pueden combatir la depresión e inducir al optimismo, la euforia y la confianza. La hoja de violeta alivia la ira y la irritabilidad.

A nivel físico, existen aceites esenciales que pueden combatir los incómodos y embarazosos sofocos causados por el funcionamiento irregular de las venas, al contraerse y dilatarse. La menta, el ciprés, la salvia, el geranio, el limón y la hoja de violeta son muy útiles para estos síntomas. Para contrarrestar la retención de líquidos, las hinchazones y el estreñimiento se pueden usar el ciprés, el hinojo, el geranio, el enebro, el limón, el romero y la salvia. El insomnio se puede aliviar poniendo unas gotas de salvia, manzanilla, lavanda o *ylang ylang* en tu cojín. La manzanilla, el geranio, la rosa y la milenrama se emplean a menudo para regular el ciclo menstrual. Para ayudar a la circulación son beneficiosos el geranio, la menta y el romero.

Baños

Los baños diarios de aromaterapia son de enorme ayuda al llegar a la menopausia. Prueba alguna de las siguientes mezclas o elige algún aceite de mi lista.

Fórmula para templar los nervios:

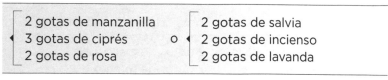

2 gotas de manzanilla		2 gotas de salvia
3 gotas de ciprés	o	2 gotas de incienso
2 gotas de rosa		2 gotas de lavanda

Fórmula para los sofocos:

2 gotas de ciprés
2 gotas de menta
2 gotas de salvia

Fórmula para las hinchazones y el estreñimiento:

2 gotas de hinojo
2 gotas de romero
2 gotas de salvia

Aromamasaje

El aromasaje es una manera excelente de mimar y alimentar a una mujer cuando atraviesa por «el cambio». Aumenta la autoestima y puede hacerla sentir positiva, con confianza y femenina. Es excelente también para minimizar los problemas físicos. Prueba las siguientes fórmulas:

Fórmula para levantar el ánimo:

2 gotas de bergamota	2 gotas de incienso
1 gota de manzanilla	2 gotas de geranio
2 gotas de ciprés	1 gota de jazmín
2 gotas de rosa	1 gota de melisa
Diluidas en 20 ml de aceite base	

Fórmula para los sofocos y los sudores:

2 gotas de ciprés	2 gotas de limón
2 gotas de menta	2 gotas de salvia
Diluidas en 20 ml de aceite base	

Fórmula para manos y pies fríos:

1 gota de pimienta negra	2 gotas de mandarina
2 gotas de geranio	2 gotas de romero
Diluidas en 20 ml de aceite base	

Para emergencias quizá te vaya bien tener una botella de aceite esencial de menta en tu bolso e inhalar para ayudar a combatir los sonrojos.

Fórmula para la retención de líquidos y las hinchazones:

2 gotas de ciprés	2 gotas de mandarina
2 gotas de enebro	1 gota de romero
Diluidas en 20 ml de aceite base	

Si eres de las que sufres de confusión y de una memoria débil, intenta inhalar unas cuantas gotas de romero en un pañuelo cada día. Para la fórmula de la sequedad de la vagina y la pérdida de la líbido, por favor consulta el capítulo 9. Para problemas cutáneos y pérdida de cabello, el capítulo 7. Para los problemas de circulación y la hipertensión, consulta el capítulo 5.

Contraindicaciones

Evita el uso excesivo de hinojo y salvia si eres epiléptico. La salvia puede aumentar la presión arterial. No aplicar bergamota ni limón antes de tomar el sol. Evitar la menta si se está siguiendo una medicación homeopática.

Dieta

La dieta es importante ya que las mujeres, al llegar a la menopausia, han de prevenir la osteoporosis. Hay que aumentar el consumo de alimentos ricos en calcio para mantener unos huesos sanos y fuertes. Entre éstos encontramos pescado como las sardinas (pero hay que comerse las espinas), semillas de girasol, calabaza y sésamo, frutos secos y productos lácteos, si se pueden tolerar. Ya que el calcio requiere de la vitamina D para ser absorbido es vital tomar el sol. Algunos ejercicios, como saltar, pueden aumentar la densidad ósea.

Con la llegada de la menopausia se necesitan menos calorías, por lo que hay que comer menos. Evita la sal y el azúcar refinado. Reduce el té, el café y el alcohol. Incrementa la ingesta de fruta, verdura y fibra. Toma 1 g diario de vitamina C y aceite de prímula para los sofocos, suplementos de hierro para contrarrestar la pérdida de sangre si hay «inundación», y un complejo de vitamina B, cinc, vitamina C, calcio y magnesio para el estrés. El calcio y el magnesio también son vitales para prevenir la pérdida de hueso.

La relajación es importante. Los baños de aromaterapia y los masajes son ideales. Recuerda también los beneficios de pensar siempre positivamente.

Menorragia (hemorragia abundante)

La menorragia es la hemorragia profusa, a menudo con coágulos. La hemorragia anormalmente abundante puede suceder en cualquier momento durante la vida de la mujer, pero es más común durante la menopausia. Naturalmente, en caso de una hemorragia profusa o entre menstruaciones se debe acudir al médico, para asegurarse de que no hay ninguna enfermedad seria.

Tratamiento de aromaterapia

Una vez se ha comprobado médicamente la menorragia, se puede empezar el tratamiento de aromaterapia con el objetivo de regular las menstruaciones.

Estos aceites esenciales puede ser útiles: manzanilla, ciprés, incienso, geranio, enebro, limón, rosa y milenrama.

Baños/baños de asiento

Cualquiera de los aceites esenciales citados se puede añadir al baño o a un baño de asiento.

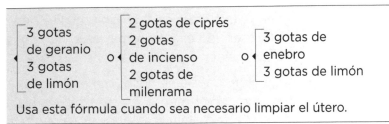

3 gotas de geranio
3 gotas de limón

o

2 gotas de ciprés
2 gotas de incienso
2 gotas de milenrama

o

3 gotas de enebro
3 gotas de limón

Usa esta fórmula cuando sea necesario limpiar el útero.

Aromamasaje

Se puede realizar un masaje suave en el abdomen y en la parte baja de la espalda cada día con una de las siguientes mezclas:

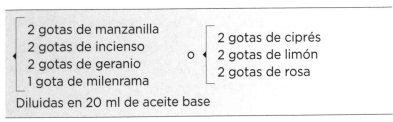

2 gotas de manzanilla
2 gotas de incienso
2 gotas de geranio
1 gota de milenrama

o

2 gotas de ciprés
2 gotas de limón
2 gotas de rosa

Diluidas en 20 ml de aceite base

Contraindicaciones

Evitar el limón antes de tomar el sol.

Dieta

Es esencial llevar una dieta saludable. Deberías recordar que las menstruaciones abundantes pueden producir una deficiencia de hierro (anemia). Por favor, lee las páginas 79 -82 para más detalles sobre esta dolencia. El quelpo (una alga marina) puede corregir la menorragia causada por un problema de tiroides.

Síndrome premenstrual

Este término se utiliza para describir un amplio espectro de síntomas que afectan a las mujeres en la segunda mitad de su ciclo menstrual. Pueden sentirse afectadas desde tres días hasta dos semanas antes de la menstruación.

Síntomas

Al síndrome premenstrual se le atribuyen más de ciento cincuenta síntomas, aunque la mayoría de las mujeres afortunadamente sólo sufren unos cuantos. Los síntomas físicos y psicológicos más comunes son:

- Ansiedad, irritabilidad y cambios de humor.
- Hinchazón del abdomen.
- Sensibilidad en las mamas.
- Fatiga, desmayos y mareos.
- Sentimientos de agresividad, violencia y suicidio.
- Retención de líquidos.
- Dolores de cabeza y migrañas.
- Aumento del apetito y antojos por los dulces.
- Falta de concentración, confusión, torpeza y olvidos.
- Problemas cutáneos.
- Aumento de peso.

En las sociedades occidentales ha habido un gran incremento del síndrome premenstrual.

Tratamiento

Tratamiento ortodoxo

A veces se recetan píldoras anticonceptivas y medicamentos para aliviar la ansiedad. Ahora algunos médicos recomiendan suplementos como el aceite de prímula.

Tratamiento de aromaterapia

La aromaterapia es muy útil y ha ayudado a muchas personas a superar esta dolencia tan molesta. A la hora de seleccionar tus aceites esenciales, piensa que deberías tener en cuenta tanto los problemas físicos como los emocionales. Para obtener un máximo beneficio, es importante que los uses a la vez que sigues un programa nutricional adecuado.

Cada mujer tiene una experiencia diferente del síndrome premenstrual y, por lo tanto, es imposible dar una única solución para este desequilibrio hormonal. Sin embargo, los siguientes aceites esenciales parece que tienen éxito: benjuí, bergamota, zanahoria, madera de cedro, manzanilla romana, salvia, ciprés, hinojo, incienso, geranio, pomelo, jazmín, enebro, limón, melisa, neroli, perejil, rosa, romero, sándalo e *ylang ylang*.

A nivel emocional, hay muchos aceites esenciales que pueden ayudar a reducir la ansiedad y aliviar la depresión. El benjuí tiene fama por su efecto emocional y la bergamota es efectiva para aliviar la depresión. La madera de cedro calma y relaja los estados nerviosos, y la semilla de zanahoria alivia la tensión y el agotamiento. La manzanilla romana suaviza la ira, la irritabilidad y equilibra los cambios de humor. La salvia es un sedante maravilloso que puede calmar una mente hiperactiva, y propiciar sentimientos de optimismo. El ciprés es un aceite relajante ideal para aliviar los estados de ira e irritabilidad. El incienso infunde calma y serenidad, y el geranio equilibra el sistema nervioso. El pomelo es refrescante y vivificante para los estados de apatía mental. El jazmín es maravilloso para combatir la depresión, y propicia pensamientos y acciones positivos. La melisa es relajante y calmante, disipa la melancolía, y el neroli es de mucha ayuda para aportar paz y tranquilidad a una mente agitada. La palmarosa ayuda a elevar una baja autoestima y el perejil suaviza y calma la agresión. La rosa produce un profundo efecto en las emociones y se recomienda particularmente en casos difíciles. El sándalo es profundamente relajante, libera la rabia y la tensión.

A nivel físico, el ciprés, el hinojo, el geranio, el enebro, el limón, el romero y la salvia son excelentes para ayudar a minimizar o erradicar completamente la retención de líquidos. Todos ellos son unos desintoxicantes excelentes.

La sensibilidad en las mamas se puede aliviar con aceites como la manzanilla, el ciprés, el geranio y la rosa.

El hinojo es uno de los aceites más efectivos para equilibrar el apetito y reducir, por lo tanto, el afán por los pasteles, el chocolate y los dulces, algo muy característico en el síndrome premenstrual. También ayuda a prevenir el aumento de peso. Los dolores de cabeza pueden calmarse y suavizarse con compresas de manzanilla, menta y lavanda.

Baños

Los baños de aromaterapia deberían tomarse a diario. Las siguientes mezclas pueden ser útiles pero, como siempre, te animo a elegir tus propios aceites hasta que des con la combinación más adecuada.

Fórmula para la retención de líquidos:

2 gotas de ciprés	2 gotas de geranio
1 gota de hinojo	2 gotas de limón
2 gotas de enebro	2 gotas de romero
1 gota de salvia	

Fórmula para la ira y la irritabilidad:

2 gotas de manzanilla	2 gotas de bergamota
2 gotas de geranio	3 gotas de palmarosa
2 gotas de *ylang ylang*	1 gota de perejil

Fórmula para la depresión:

2 gotas de bergamota	2 gotas de madera de cedro
3 gotas de salvia o	2 gotas de jazmín
1 gota de rosa	2 gotas de melisa

Fórmula para la fatiga

2 gotas de semilla de zanahoria	3 gotas de limón
2 gotas de pomelo o	2 gotas de romero
2 gotas de limón	1 gota de salvia

Aromamasaje

El aromamasaje, especialmente las técnicas de drenaje del sistema linfático, puede combatir enormemente la retención de líquidos. Un masaje corporal completo también debería hacerse uno o dos días antes del comienzo de la retención de líquidos. El automasaje de las zonas afectadas también es algo altamente recomendable.

El masaje es también el mejor método para reducir los síntomas psicológicos. Aporta a la mujer tiempo para relajarse y poner las cosas en perspectiva otra vez. Las siguientes fórmulas son muy útiles:

Fórmula para la retención de líquidos:

2 gotas de ciprés	2 gotas de geranio
2 gotas de enebro	1 gota de romero
Diluidas en 20 ml de aceite base	

Fórmula para la ansiedad y los cambios de humor:

3 gotas de manzanilla	2 gotas de bergamota
1 gota de palmarosa o	2 gotas de salvia
2 gotas de rosa	2 gotas de geranio
	1 gota de rosa
Diluidas en 20 ml de aceite base	

Una combinación de masaje y baño diario es la mejor manera de combatir el síndrome premenstrual. Inhalar aceites esenciales en un pañuelo puede tener un profundo efecto en el sistema nervioso; también puedes poner los aceites en un quemador de arcilla.

Contraindicaciones

Evita el uso excesivo de hinojo y salvia si eres epiléptico. No aplicar bergamota, pomelo o limón antes de tomar el sol. La salvia eleva la presión arterial.

Dieta

Desde que se ha incrementado el número de mujeres que padecen el síndrome premenstrual, en parte debido a los cambios en la dieta, la atención a la dieta es una parte crucial de cualquier programa sobre el síndrome premenstrual. El doctor Guy Abraham, pionero en el tema del síndrome premenstrual, asegura que el 90% de las mujeres reaccionarán ante un programa nutricional.

Recomendaciones dietéticas para el síndrome premenstrual:

1. Reduce el consumo de sal, ya que produce retención de líquidos y aumento de peso.
2. Reduce el consumo de azúcar refinado, ya que conduce a los síntomas psicológicos.
3. Reduce el consumo de bebidas con cafeína (café, té, cola) y de alcohol, ya que agrava los síntomas psicológicos.
4. Reduce la ingesta de grasas y proteínas.
5. Aumenta la ingesta de fibra, come mucha verdura de hoja verde, frutas y legumbres para facilitar la eliminación de toxinas.

Las mujeres que sufren el síndrome premenstrual han visto que les ha ido bien tomar algunos suplementos como el aceite de prímula, las vitaminas de tipo B (especialmente la B_6), el magnesio y la vitamina C.

También es esencial reducir el estrés. La aromaterapia, por supuesto, es una maravillosa manera de relajarse. El ejercicio suave, como el yoga, nadar o caminar, también pueden reducir la tensión, mejorar la circulación y prevenir la retención de líquidos.

Aceites para otros problemas de la mujer

Se pueden aplicar los siguientes aceites esenciales, utilizando cualquiera de los métodos señalados en el capítulo 3. Los baños de asiento, las compresas y los masajes suaves en el abdomen y la parte baja de la espalda son particularmente recomendables para el tratamiento de los problemas de la mujer.

Afta (*Candida*)

Bergamota, eucalipto, incienso, lavanda, limón, mirra, pachulí, romero, palisandro, salvia, árbol de té y tomillo.

Cistitis

Angélica, bergamota, cajeput, madera de cedro, eucalipto, incienso, ajo, enebro, lavanda, mirto, niaouli, sándalo, árbol de té y tomillo.

Herpes

Bergamota, eucalipto, geranio, *immortelle*, ajo, lavanda, limón y niaouli.

Infertilidad

Albahaca, zanahoria, salvia, geranio, jazmín, melisa y rosa.

Leucorrea (flujo vaginal blanco o amarillo)

Benjuí, bergamota, madera de cedro, eucalipto, hisopo, enebro, lavanda, mirra, mirto, rosa, romero, salvia, sándalo y tomillo.

Vaginitis (inflamación vaginal)

Manzanilla, salvia, lavanda, sándalo, árbol de té y tomillo.

9 Aromas para parejas sensuales

Todo el mundo tiene su propio aroma corporal natural y nos podemos sentir atraídos hacia otra persona por su olor. Los aromas pueden tener connotaciones eróticas. La excitación sexual hace que el cuerpo libere todo tipo de olores exóticos, especialmente en la piel, el aliento y los órganos sexuales. Es posible potenciar estos olores usando aceites esenciales para ser sexualmente más atractivos.

Existen muchas maneras de utilizar los aceites esenciales para potenciar tu vida amorosa y para conseguir la plenitud sexual.

Perfumes

Añade perfume a tu ropa interior

Es fácil ponerle perfume a tu ropa interior. A la hora de lavar a mano tus prendas delicadas y seductoras, añade dos gotas de aceite esencial en el aclarado final. Si lavas tus prendas a máquina, entonces pon cuatro gotas a una pequeña cantidad de agua y añádelas en el aclarado final en la fase de suavizante.

Aceites sensuales para tu ropa interior

La bergamota, el geranio y el neroli son todos excelentes opciones. Es aconsejable no usar absolutos o los aceites ensos y pesados para perfumar tu ropa interior, ya que eden dejar manchas en el tejido.

mbién puedes perfumar tu ropa interior en los cajones de ómoda o el armario. Esparce unas seis gotas de aceites esenciales de rosa, mirto, jazmín, neroli, bergamota, geranio, pachulí, incienso, sándalo o el que tú prefieras en trozos de algodón y colócalos en bolsitas de papel graso. Haz agujeros en las bolsitas para permitir que las fragancias maravillosas permeabilicen tu ropa. Coloca estas bolsitas en tus cajones o cuélgalas dentro de tu armario.

Las bolsas de seda aromática suponen un maravilloso regalo. Corta un círculo de seda y cose alrededor de la circunferencia con un hilo grueso. Pon una bola de algodón con aceites esenciales en el centro del círculo de seda. Coge el hilo de tal manera que la bola de algodón quede cerrada por la seda. Ponle un lazo fino para así poder colgarla. Los aceites esenciales que pueden ir mejor son el incienso, el pachulí, la rosa, el jazmín y el vetiver, dado que sus aromas duran mucho tiempo.

Puedes hacer también tus propios colgantes de armario para perfumar tu ropa. Esparce seis gotas de aceite esencial en cuadrados de papel secante o en trozos de cualquier papel absorbente.

Perfumar las sábanas

Las sábanas perfumadas son sensuales y es algo fácil de hacer. Existen diversos métodos:

1. Pon cuatro gotas de aceite esencial en una pequeña cantidad de agua y viértelas en el apartado de suavizante de tu lavadora en el aclarado final.

2. Llena un pequeño pulverizador con agua mineral, añade diez gotas de los aceites esenciales que prefieras y luego pulveriza la parte baja de las sábanas.

3. Pon unas cuantas gotas de los aceites esenciales que hayas elegido en bolas de algodón o en un ma-

terial natural absorbente y colócalos entre las sábanas dentro del armario o dentro de la funda de la almohada.

Perfuma tu dormitorio

Un quemador de arcilla o un aromatizador de radiador es la manera perfecta de crear un ambiente romántico y sensual. Pon unas cuantas cucharaditas de agua en el pequeño cuenco sobre el quemador de arcilla y vierte seis gotas dentro. Enciende la mecha para que los aceites se volatilicen.

Fórmulas sugeridas para tu quemador:

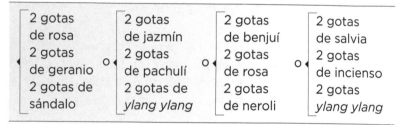

2 gotas
de rosa
2 gotas
de geranio
2 gotas de
sándalo

o

2 gotas
de jazmín
2 gotas
de pachulí
2 gotas de
ylang ylang

o

2 gotas
de benjuí
2 gotas
de rosa
2 gotas
de neroli

o

2 gotas
de salvia
2 gotas
de incienso
2 gotas
ylang ylang

Para un aroma más masculino, prueba estas fórmulas:

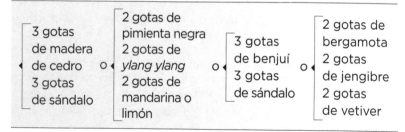

3 gotas
de madera
de cedro
3 gotas
de sándalo

o

2 gotas de
pimienta negra
2 gotas de
ylang ylang
2 gotas de
mandarina o
limón

o

3 gotas
de benjuí
3 gotas
de sándalo

o

2 gotas de
bergamota
2 gotas
de jengibre
2 gotas
de vetiver

Las velas también son perfectas para perfumar tu dormitorio y crear un ambiente romántico. Enciende la vela y espera hasta que la cera se haya derretido ligeramente, y entonces *con cuidado* pon una o dos gotas de aceite esencial en la cera derretida, intentando evitar la mecha. Pueden ser de utilidad las siguientes sugerencias:

- A una vela rosa añade aceite esencial de rosa para propiciar un nuevo amor, romance y ternura.

- A una vela roja añade *ylang ylang* para favorecer la pasión y la sexualidad.
- A una vela violeta añade incienso para crear un ambiente de misterio.

Masajes

El masaje es una manera excelente de excitar a tu pareja. No es necesario haber hecho un cursillo de masaje para conseguir el efecto deseado. Simplemente, sigue tus instintos. Presta una especial atención a la zona abdominal, sobre todo la que va del ombligo al pubis y de la parte baja de la espalda a las nalgas. Hay una serie de puntos efectivos para potenciar la energía sexual y elevar la respuesta sexual.

Para ambientar la habitación, perfúmala con una de las fórmulas ya sugeridas y enciende unas cuantas velas por toda la habitación. Consulta el capítulo 5 de este libro para saber más sobre técnicas de masaje específicas.

Los siguientes aceites esenciales son ideales para incrementar el deseo sexual: benjuí, bergamota, pimienta negra, cinamomo, salvia, incienso, jengibre, jazmín, melisa, mirto, neroli, palmarosa, pachulí, naranja amarga, rosa, sándalo, y vetiver.

Mezcla sugerida para el masaje

Para mujeres:	Para hombres:
2 gotas de jazmín	2 gotas de salvia
2 gotas de rosa	2 gotas de jengibre
3 gotas de sándalo	o pimienta negra
2 gotas de *ylang ylang*	3 gotas de sándalo
	2 gotas de *ylang ylang*

Diluidas en 10 ml de aceite base

Problemas sexuales

Sequedad vaginal

La falta de secreción vaginal puede hacer que las relaciones sexuales sean complicadas, incómodas o incluso imposibles. Algunos de los factores que afectan a la secreción son el desequilibrio hormonal, como en la menopausia, tomar píldoras anticonceptivas o las emociones negativas.

Una solución simple para este problema es aplicar una pequeña cantidad de jojoba a la vagina. Sin embargo, esto es sólo un remedio temporal. A largo término, los aceites esenciales pueden ayudar a incrementar las secreciones vaginales (especialmente aquellas que imitan al estrógeno) y se pueden usar en el baño (seis gotas) o en mezclas para el masaje (3-4 gotas en 10 ml de aceite base).

Toma un baño diario con una de las fórmulas y usa la receta de masaje cada día durante una semana y empezarás a notar un aumento de la secreción.

Fórmulas para el baño para superar la sequedad vaginal

2 gotas de salvia 1 gota de geranio 3 gotas de rosa	o	2 gotas de hinojo 2 gotas de geranio 2 gotas de lavanda	o	1 gota de melisa 2 gotas de neroli 3 gotas de sándalo

Como alternativa, usa cualquiera de los aceites mencionados en la fórmula aisladamente.

Fórmula para el masaje

2 gotas de salvia   2 gotas de hinojo
2 gotas de rosa   2 gotas de sándalo
Diluidas en 30 ml de aceite base

Impotencia

Un estado temporal de impotencia le puede ocurrir a cualquier hombre. Las causas pueden ser el agotamiento físico o emocional, la tensión nerviosa, la falta de confianza o un síntoma de enfermedad. Algunos medicamentos pueden afectar la líbido, como el Valium y el Librium. Sea cual sea la razón, los siguientes aceites esenciales son de mucha ayuda. Elige tres de ellos o usa una de mis recetas sugeridas: amyris, albahaca, pimienta negra, cardamomo, apio, salvia, coriandro, hoja de cinamomo, comino, geranio, jengibre, jazmín, lavanda, pachulí, rosa, romero, palisandro, sándalo, tomillo, hoja de violeta e ylang ylang.

Fórmula de masaje para la impotencia

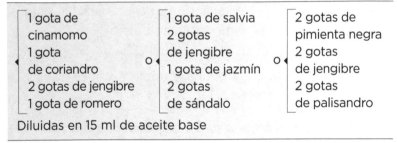

1 gota de cinamomo 1 gota de coriandro 2 gotas de jengibre 1 gota de romero	o	1 gota de salvia 2 gotas de jengibre 1 gota de jazmín 2 gotas de sándalo	o	2 gotas de pimienta negra 2 gotas de jengibre 2 gotas de palisandro

Diluidas en 15 ml de aceite base

Hazle un masaje a tu pareja con una de estas fórmulas, prestando especial atención a la parte baja de la espalda, la zona abdominal superior y la parte superior de los muslos. Asegúrate de que evitas los genitales. Aplica los aceites aproximadamente diez días y toma un baño diario usando unas cuatro gotas de jengibre y dos gotas de pimienta negra.

Para hombres que sufren de eyaculación precoz puede resultar efectiva la siguiente mezcla:

1 gota de benjuí 1 gota de vetiver	2 gotas de mejorana

Diluidas en 30 ml de aceite base

Frigidez

Hay muchos factores que contribuyen a la falta de apetito sexual. La hormona responsable de la respuesta sexual, tanto en hombres como en mujeres, es la testosterona. Los niveles de testosterona varían no sólo entre hombres y mujeres, sino entre las mismas mujeres. Las personas con altos niveles de testosterona tienen un mayor apetito sexual. La ansiedad, o el miedo, quizá debidos a alguna experiencia traumática del pasado, pueden reducir los niveles de esta hormona. La fatiga y el estrés debido a presiones en el trabajo, el dinero o la familia también harán disminuir el impulso sexual.

El aburrimiento y la falta de satisfacción sexual también pueden derivar en frigidez. Algunas mujeres nunca han experimentado un orgasmo. Si un hombre espera que su pareja dé la talla sin los juegos eróticos previos ni intentar complacerla, entonces esta situación puede acabar en aversión.

La falta de líbido también puede ser provocada por el estrés y el agotamiento. Si una mujer trabaja y tiene varios niños a su cuidado no es ninguna sorpresa que pierda su apetito sexual.

Aceites esenciales para combatir la frigidez

La salvia, el jengibre, el jazmín, el neroli, la rosa, el sándalo y el *ylang ylang* son todos muy efectivos. Puedes usar cualquiera de ellos en tu baño diario para estimular y renovar tu interés en el sexo.

Fórmula de masaje para la frigidez

2 gotas de salvia 2 gotas de jazmín 2 gotas de *ylang ylang*	o	1 gota de jengibre 2 gotas de rosa 2 gotas de *ylang ylang*

Diluidas en 30 ml de aceite base

Usa una de estas recetas durante unos diez días. Deberías aplicar los aceites especialmente en la parte superior de los muslos, el abdomen y la parte baja de la espalda.

Aromaterapia para enfermedades comunes: un índice terapéutico

Aparato circulatorio y sistema inmunitario

Anemia: Pimienta negra, semilla de zanahoria, manzanilla, limón, lima, menta, romero, tomillo.

Arteriosclerosis: Pimienta negra, madera de cedro, jengibre, enebro, limón, romero, milenrama.

Colesterol alto: Madera de cedro, jengibre, enebro, limón, romero, tomillo.

Congestión linfática: Semilla de zanahoria, madera de cedro, ciprés, hinojo, pomelo, enebro, mandarina, romero.

Corazón: *Falsa angina*: Neroli. *Taquicardia*: Mejorana, melisa, naranja amarga, sándalo, *ylang ylang*. *Tónico*: Lavanda, mejorana, neroli, rosa.

Estimulante del sistema inmunitario: Semilla de zanahoria, manzanilla, lavanda, limón, *lemongrass*, mandarina, naranja amarga, árbol de té, tomillo, vetiver.

Fiebre: Pimienta negra, manzanilla, eucalipto, jengibre, enebro, lavanda, menta.

Fiebre glandular: Ciprés, lavanda, limón, árbol de té, tomillo.

Hemorroides: Ciprés, geranio, enebro, mirra, milenrama.

Hipertensión arterial: Salvia, lavanda, limón, mejorana, melisa, neroli, milenrama, *ylang ylang*.

Hipotensión arterial: Romero, salvia, tomillo.

Mala circulación: Benjuí, pimienta negra, zanahoria, madera de cedro, ciprés, eucalipto, jengibre, limón, *lemongrass*, lima, mandarina, mejorana, romero, tomillo.

Meningoencefalitis: Ciprés, pomelo, lavanda, *lemongrass*, romero, palisandro, árbol de té, tomillo.

Palpitaciones: Salvia, lavanda, neroli, naranja amarga, rosa, romero, *ylang ylang.*

Sabañones: Pimienta negra, jengibre, limón.

Sida: Manzanilla, lavanda, limón, árbol de té, tomillo.

Varices: Ciprés, geranio, jengibre, limón, neroli, árbol de té, milenrama.

Aparato digestivo

Anorexia: Bergamota, semilla de zanahoria, hinojo, lavanda, neroli, palmarosa, tomillo.

Ardor de estómago: Pimienta negra, limón (antiácido gástrico), lima.

Bazo: Manzanilla.

Bulimia: Bergamota, geranio, jazmín, lavanda, neroli, rosa.

Candida: Árbol de té.

Cólico: Bergamota, pimienta negra, manzanilla, salvia, hinojo, enebro, lavanda, *lemongrass*, mejorana, menta.

Colitis: Bergamota, pimienta negra, manzanilla, lavanda, *lemongrass*, *neroli*, romero.

Diabetes: Eucalipto, geranio, enebro.

Diarrea: Pimienta negra, manzanilla, ciprés, eucalipto, geranio, jengibre, lavanda, limón, mandarina, mirra, neroli (si está provocada por el estrés), pachulí, naranja amarga, menta, romero, sándalo.

Digestión lenta: Pimienta negra, hinojo, jengibre, pomelo, enebro, limón, menta.

Dolores de estómago: Manzanilla, hinojo, jengibre, lavanda, mejorana, melisa, menta, romero.

Equilibrador del apetito: Hinojo, pachulí.

Estreñimiento: Pimienta negra, semilla de zanahoria, hinojo, jengibre, mejorana, pachulí, rosa, romero, tomillo.

Fístula (anal): Lavanda.

Flatulencia: Albahaca, bergamota, pimienta negra, semilla de zanahoria, manzanilla, hinojo, jengibre, enebro, lavanda, limón, *lemongrass*, mandarina, mejorana, mirra, neroli, menta, romero, tomillo.

Hígado: Semilla de zanahoria, manzanilla, ciprés, geranio, pomelo, lavanda, limón, mandarina, melisa, menta, rosa, romero.

Hipo: Albahaca, hinojo, mandarina.

Indigestión: Albahaca, bergamota, manzanilla, hinojo, jengibre, enebro, lavanda, *lemongrass*, lima, mandarina, mejorana, melisa, mirra, neroli (nerviosa), menta, romero.

Intoxicación alimentaria: Pimienta negra, hinojo, pomelo, enebro, romero.

Lombrices y parásitos intestinales: Bergamota, manzanilla, eucalipto, geranio, enebro, lavanda, mirra, romero, árbol de té, tomillo.

Mareos al viajar: Jengibre, menta.

Náuseas y vómitos: Albahaca, pimienta negra, manzanilla, hinojo, jengibre, lavanda, melisa, menta.

Obesidad: Hinojo, pomelo, enebro, limón, romero.

Pérdida de apetito: Bergamota, pimienta negra, manzanilla, hinojo, jengibre, enebro, lima, palmarosa, menta, tomillo.

Resaca: Hinojo, enebro, romero.

Síndrome de irritación intestinal: Semilla de zanahoria, manzanilla, jengibre, mirra, pachulí, naranja amarga.

Úlceras de estómago: Manzanilla, limón, mejorana.

Vesícula biliar irritada: Bergamota, manzanilla, geranio, pomelo, limón, mandarina, menta, rosa, romero.

Aparato urogenital

Candidosis bucal: Bergamota, eucalipto, incienso, lavanda, limón, mirra, árbol de té.

Cistitis: Bergamota, eucalipto, incienso, geranio, enebro, lavanda, palmarosa, sándalo, árbol de té, milenrama.

Dificultad en orinar: Enebro.

Enuresis (mojar la cama): Ciprés.

Esterilidad: Geranio, melisa, rosa.

Estrógeno (estimula el cuerpo para producirlo): Hinojo.

Frigidez e impotencia: Salvia, jengibre, jazmín, neroli, rosa, sándalo, *ylang ylang*.

Impulsos sexuales excesivos: Mejorana.

Infecciones urinarias: Bergamota, eucalipto, enebro, sándalo, tomillo.

Infecciones y cálculos renales: Manzanilla, eucalipto, hinojo, geranio, enebro, limón, sándalo.

Insuficiencia de leche en madres que amamantan: Hinojo, jazmín, *lemongrass*.

Menopausia: Semilla de zanahoria, manzanilla, ciprés, hinojo, incienso, geranio, jazmín, lavanda, neroli, rosa.

Menstruación: *Fuertes pérdidas de sangre*: Manzanilla, ciprés, geranio, rosa, milenrama. *Irregular*: Manzanilla, melisa, mejorana, rosa, milenrama. *Dolorosa*: Manzanilla, salvia, ciprés, jazmín, enebro, lavanda, mejorana, mirra, menta, rosa, romero, milenrama. *Escasa*: Manzanilla, salvia, hinojo, enebro, lavanda, mirra, menta, rosa, romero, tomillo, milenrama.

Parto: Salvia, jazmín, lavanda, neroli, palmarosa.

Pérdidas de orina: Bergamota, lavanda, mejorana, mirra, rosa, romero, sándalo, árbol de té, tomillo.

Picores (vaginales): Bergamota, madera de cedro, manzanilla, árbol de té.

Próstata agrandada: Jazmín, enebro.

Retención de líquidos: Benjuí, semilla de zanahoria, madera de cedro, manzanilla, ciprés, eucalipto, hinojo, geranio, lavanda, limón, *lemongrass*, romero, sándalo, tomillo, milenrama.

Síndrome premenstrual: Manzanilla, ciprés, geranio, lavanda, mejorana, neroli, rosa.

Tónico para el útero: Salvia, jazmín, rosa.

Trastornos de la cabeza

Cabello y cuero cabelludo: *Caspa*: Zanahoria, manzanilla, ciprés, enebro, lavanda, limón, pachulí, árbol de té, tomillo. *Seco*: Zanahoria, geranio, lavanda, palmarosa, romero, palisandro, sándalo. *Piojos*: Bergamota, eucalipto, geranio, lavanda, limón, romero, árbol de té. *Pérdida de cabello*: Manzanilla, madera de cedro, salvia, incienso, geranio, jengibre, lavanda, romero, milenrama. *Graso*: Bergamota, madera de cedro, salvia, ciprés, incienso, geranio, limón, *lemongrass*, enebro, romero, tomillo, milenrama. *Cuero cabelludo sensible*: Manzanilla, lavanda.

Catarro: Albahaca, madera de cedro, eucalipto, pimienta negra, incienso, lavanda, limón, lima, mirra, árbol de té.

Desvanecimiento y vértigo: Albahaca, pimienta negra, lavanda, menta, romero.

Dolor de muelas: Manzanilla, menta.

Dolores de cabeza y migraña: Albahaca, manzanilla, lavanda, mejorana, menta, romero.

Herpes labial o febril: Bergamota, manzanilla, lavanda, limón, melisa, árbol de té.

Infecciones de las encías (gingivitis): Manzanilla, limón, mirra, árbol de té, tomillo.

Infecciones y úlceras bucales: Limón, mirra, árbol de té, tomillo.

Neuralgia: Albahaca, pimienta negra, manzanilla, eucalipto, geranio, menta.

Otitis: Albahaca, manzanilla, lavanda.

Pérdida del olfato: Romero.

Pólipos nasales: Albahaca.

Rinitis y sinusitis: Albahaca, eucalipto, lavanda, menta, árbol de té, tomillo.

Problemas, musculares y de articulaciones

Artritis: Albahaca, benjuí, pimienta negra, manzanilla, eucalipto, jengibre, pomelo, enebro, lavanda, limón, mejorana, menta, romero, tomillo, vetiver.

Calambres: Albahaca, manzanilla, jengibre, lavanda, mejorana, romero, vetiver.

Dolores: Pimienta negra, manzanilla, eucalipto, incienso, jengibre, enebro, lavanda, limón, *lemongrass*, lima, mejorana, menta, romero, tomillo.

Esguinces y torceduras: Pimienta negra, manzanilla, eucalipto, jengibre, lavanda, *lemongrass*, mejorana, menta, romero, tomillo, vetiver.

Falta de tono muscular: Pimienta negra, lavanda, *lemongrass*, romero.

Fibrositis: Benjuí, pimienta negra, eucalipto, lavanda, menta, romero.

Gota: Albahaca, benjuí, manzanilla, pomelo, enebro, limón, lima, romero, tomillo.

Inflamación: Manzanilla, lavanda, milenrama.

Moratones: Manzanilla, geranio, lavanda, mejorana.

Reuma: Albahaca, pimienta negra, cajeput, manzanilla, eucalipto, incienso, jengibre, enebro, lavanda, limón, lima, mejorana, menta, romero, tomillo, vetiver.

Rigidez: Pimienta negra, manzanilla, eucalipto, pomelo, lavanda, mejorana, palmarosa, romero.

Sistema nervioso

Agotamiento: Benjuí (mental, emocional, físico), salvia (nervioso, físico, sexual), eucalipto, enebro (bajada emocional y nerviosa), lavanda, tomillo.

Alcoholismo: Hinojo, enebro (desintoxicante).

Anorexia nerviosa: Albahaca, benjuí, bergamota, geranio, jazmín, enebro, lavanda, mandarina, mejorana, neroli, pachulí, sándalo ytomillo.

Apatía y aletargamiento: Jengibre, jazmín, *lemongrass*, lima, mirra y romero.

Autoobsesión: Rosa.

Cambio: Ciprés (te permite aceptarlo), incienso (te permite ir adelante).

Cambios de humor: Manzanilla, geranio, lavanda.

Celos: Rosa.

Comodidad: Benjuí, pimienta negra, ciprés, mejorana, rosa, palisandro.

Confianza (falta de): Jengibre, jazmín.

Depresión: Albahaca, bergamota, manzanilla, salvia, geranio, pomelo, jazmín, lavanda, *lemongrass*, lima, mandarina, melisa, neroli, rosa, sándalo, tomillo.

Fatiga mental (aclara la mente): Albahaca, menta, romero.

Frialdad: Benjuí, pimienta negra, incienso, mejorana, rosa.

Frigidez e impotencia: Salvia, jengibre, jazmín, neroli, pachulí, menta, rosa, sándalo, *ylang ylang*.

Hipersensibilidad: Albahaca, pimienta negra, manzanilla, ciprés, geranio, lavanda.

Histeria y pánico: Manzanilla, salvia, lavanda, melisa, neroli, mejorana.

Incapacidad de concentrarse: Albahaca, limón, menta, romero.

Indecisión: Albahaca, semilla de zanahoria.

Insomnio: Manzanilla, lavanda, mandarina, mejorana, neroli, rosa, sándalo.

Ira: Manzanilla, ciprés, milenrama, *ylang ylang*.

Irritabilidad: Manzanilla, ciprés, lavanda, tomillo, milenrama.

Mala memoria: Albahaca, pimienta negra, jengibre, enebro, romero, tomillo.

Negatividad: Jazmín, enebro, mandarina, palmarosa.

Neuralgia: Albahaca, pimienta negra, manzanilla, eucalipto, geranio, menta.

Obsesiones: Incienso, vetiver.

Pena: Benjuí, ciprés, incienso, mandarina, mejorana, melisa, neroli, rosa.

Resentimiento: Pomelo.

Sedante: Bergamota, manzanilla, salvia, incienso, mejorana, sándalo, vetiver.

Soledad: Benjuí, rosa.

Temor: Salvia, jazmín, lavanda, melisa, neroli, incienso, sándalo.

Tensión nerviosa: Albahaca, madera de cedro, salvia, ciprés, geranio, pomelo, mandarina, mejorana, neroli, palmarosa, pachulí, naranja amarga, rosa, sándalo.

Trauma: Mandarina, neroli, menta, rosa.

Tristeza: Jazmín, rosa.

Valor: Pimienta negra, hinojo, jengibre.

Aparato respiratorio

Amigdalitis e infecciones de garganta: Bergamota, eucalipto, geranio, jengibre, lavanda, limón, lima, mirra, palisandro, sándalo.

Asma: Albahaca, ciprés, eucalipto, incienso, lavanda, limón, lima, melisa, mirra, menta, romero, tomillo.

Bronquitis: Albahaca, ciprés, eucalipto, hinojo, incienso, jengibre, lavanda, limón, lima, melisa, mirra, menta, romero, sándalo, árbol de té, tomillo.

Catarro: Albahaca, pimienta negramadera de cedro, eucalipto, incienso, jengibre, lavanda, limón, mirra, romero, sándalo, árbol de té.

Enfisema: Eucalipto, incienso.

Falta de aliento: Hinojo, incienso, lavanda.

Gripe: Benjuí, bergamota, pimienta negra, eucalipto, hinojo, incienso, jengibre, pomelo, lavanda, limón, lima, menta, romero, palisandro, árbol de té.

Laringitis: Benjuí, bergamota, eucalipto, limón, mirra, sándalo.

Respiración rápida: Incienso, lavanda.

Sinusitis: Albahaca, eucalipto, lavanda, limón, árbol de té, tomillo.

Tos ferina: Ciprés, lavanda, romero, tomillo.

Tos y resfriado: Bergamota, pimienta negra, eucalipto, incienso, jengibre, pomelo, lavanda, limón, lima, melisa, mirra, menta, romero, palisandro, sándalo, árbol de té, tomillo.

Voz ronca y pérdida de la voz: Mirra, sándalo.

Piel

Acné: Bergamota, semilla de zanahoria, madera de cedro, manzanilla, pomelo, enebro, lavanda, *lemongrass*, lima, mandarina, pachulí, palmarosa, menta, romero, sándalo, árbol de té, milenrama.

Alergia: Manzanilla, lavanda, melisa, pachulí.

Arrugas: Semilla de zanahoria, salvia, incienso, mirra, palmarosa, pachulí, rosa, romero, palisandro.

Capilares rotos: Manzanilla, ciprés, incienso, limón, semilla de perejil, neroli, rosa, sándalo.

Celulitis: Madera de cedro, ciprés, hinojo, geranio, pomelo, enebro, limón, lima, romero, salvia.

Cicatrices: Semilla de zanahoria, jazmín, mandarina, neroli, pachulí.

Cortes: Eucalipto, geranio, lavanda, limón, árbol de té.

Dermatitis: Enebro, lavanda, mirra, pachulí, menta, romero.

Eccema: Bergamota, geranio, enebro, lavanda, mirra, palmarosa, romero, milenrama.

Envejecimiento de la piel: Salvia, incienso, lavanda, limón, mirra, neroli, rosa, romero.

Furúnculos: Bergamota, manzanilla, lavanda, limón, lima, romero, árbol de té, tomillo.

Hemorragia: Geranio.

Heridas y dolores: Incienso, geranio, enebro, mirra, pachulí, árbol de té, tomillo.

Herpes: Bergamota, eucalipto, lavanda, limón, lima, melisa, árbol de té.

Moratones: Manzanilla, hinojo, geranio, lavanda, mejorana.

Para rejuvenecer: Semilla de zanahoria, incienso, lavanda, mirra, *neroli*, palisandro.

Pie de atleta: Lavanda, *lemongrass*, mirra, pachulí, árbol de té.

Piel con diversas dolencias: Geranio, lavanda, neroli.

Piel escamada y agrietada: Benjuí, mirra, palmarosa, pachulí, sándalo, árbol de té.

Piel grasa y poros abiertos: Bergamota, madera de cedro, salvia, ciprés, incienso, geranio, enebro, lavanda, limón, *lemongrass*, lima, mandarina, palmarosa, menta, palisandro, sándalo y árbol de té.

Piel inflamada, enrojecida e irritada: Benjuí, manzanilla, salvia, geranio, lavanda, mirra, neroli, pachulí, menta, rosa.

Piel madura: Zanahoria, salvia, incienso, geranio, jazmín, lavanda, mirra, neroli, palmarosa, pachulí, rosa, palisandro, sándalo, milenrama.

Piel seca: Zanahoria, manzanilla, salvia, incienso, geranio, jazmín, lavanda, neroli, palmarosa, rosa, palisandro, sándalo y vetiver.

Piel sensible: Manzanilla, geranio, jazmín, neroli, lavanda, rosa.

Psoriasis: Bergamota, manzanilla, lavanda, árbol de té, milenrama.

Quemaduras: Manzanilla, eucalipto, lavanda, geranio, milenrama.

Quemaduras solares: Salvia, lavanda, menta.

Sarampión (y otras enfermedades infecciosas): Bergamota, eucalipto, geranio, limón, *lemongrass*, romero y árbol de té.

Sarna: Limón, *lemongrass*, menta, romero, tomillo.

Sudoración: Ciprés, *lemongrass*, árbol de té.

Úlceras: Incienso, geranio, enebro, lavanda, mirra, árbol de té.

Varices: Ciprés, geranio, jengibre, limón, neroli, árbol de té, milenrama.

Verrugas: Limón, lima, árbol de té.